Fühl dich wohl!

Mathias Tietke

Yoga
Energie und Entspannung für jeden Tag

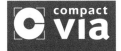

Außerdem erhältlich:
Bauch, Beine, Po – Work-out für die schlanke Linie
Rückentraining – Sanft die Wirbelsäule stärken
Heilfasten – Für mehr Gesundheit und Energie
Pilates – Für mehr Fitness, Beweglichkeit und eine gute Figur
Massage – Entspannung für Körper und Geist

compact via ist ein Imprint der Compact Verlag GmbH

© 2010 Compact Verlag GmbH München

Alle Rechte vorbehalten. Nachdruck, auch auszugsweise, nur mit ausdrücklicher Genehmigung des Verlages gestattet. Alle Angaben wurden sorgfältig recherchiert, eine Garantie bzw. Haftung kann jedoch nicht übernommen werden.

Text: Mathias Tiethe (außer S. 19, 40, 55, 70, 91)
Redaktion: Anja Fislage
Produktion: Wolfram Friedrich
Titelabbildungen: fotolia.com/Sandra Gligorijevic
Layout: EKH Werbeagentur GbR
Umschlaggestaltung: EKH Werbeagentur GbR

ISBN 978-3-8174-8252-8
5282521

Besuchen Sie uns im Internet: www.compact-via.de

Inhalt

Einfach wohlfühlen! 4

Einführung in die Welt des Yoga 5
Was ist Yoga? 6
Warum Yoga? 6
Kurze Geschichte des Yoga 8
Yoga im Osten, Yoga im Westen 12
Hauptrichtungen des Yoga 13
Den Yoga betreffende Sanskritbegriffe im Überblick 16
Spezial: Yoga für werdende Mütter 19

Grundlagen des Yoga 21
Ist Yoga für alle da? 22
Für wen eignet sich welche Yoga-Form? 23
Brauche ich einen Lehrer? 23
Wie erkenne ich einen guten Lehrer, eine gute Lehrerin? 24
Woran erkenne ich qualifizierten Unterricht? 24
Wohin kann ich mich wenden,
um Rat und mehr Informationen zu erhalten? 25
Bedingungen und Voraussetzungen 25
Yoga und Ernährung 26
Reinheit und spezielle (yogische) Reinigungstechniken 28
Aktuelle Yogatrends 29

Yoga-Übungen für Einsteiger 31
Einführung 32
Die Art des Übens 33
Der Einstieg – die yogische Atmung 35
Der indische Gruß als Geste und Grundhaltung 36
Praxisteil A – dynamische Übungen für den Tag 37
Spezial: Yoga für Senioren 40
Spezial: Yoga für Männer 55
Praxisteil B – Balance finden & halten –
sechs Gleichgewichtsübungen 63
Spezial: Yoga für Frauen 70
Praxisteil C – Statische Übungen für den Abend 75
Spezial: Yoga für Kinder 91

Register 95

Einfach wohlfühlen!

Wer gesund und fit ist, fühlt sich einfach wohl. Zu einer bewussten Lebensweise gehört eine ausgewogene Ernährung genauso wie ein effektives Sportprogramm. Die gute Nachricht: Das ist gar nicht so schwer! Wichtig ist nur, dass Sie eine Sportart und ein Ernährungskonzept gefunden haben, die zu Ihnen passen. So macht Fitness nämlich Spaß. Und ein aktives Leben bedeutet mehr Wohlbefinden und Lebensfreude.

Ihr persönlicher Sportclub Mrs. Sporty (Mitbegründerin Tennis-Profi Stefanie Graf) und die compact-via-Buchreihe „Fühl dich wohl!" weisen Ihnen den Weg zu einem aktiven und gesunden Lebensstil. Mit sanftem, individuellem Training und einem ausgewogenen Ernährungsprogramm erreichen Sie Ihr persönliches Ziel – und das ohne großen Aufwand. Das bestätigen auch 100.000 andere Frauen in Deutschland, Österreich, Frankreich und der Schweiz, die in ihrem persönlichen Mrs. Sporty Club Tag für Tag ihre Gesundheit verbessern.

Das Mrs.-Sporty-Konzept basiert auf einem 30-Minuten-Training und ist die optimale Kombination aus vielfältigen Kräftigungs- und Konditionsübungen. Schon zwei bis drei Mrs.-Sporty-Trainingseinheiten pro Woche genügen, um nachweisliche Effekte zu erzielen. Denn das Training aktiviert in kurzer Zeit alle wichtigen Muskelgruppen und sorgt dafür, dass der eigene Energieverbrauch steigt sowie das Herz-Kreislauf-System gestärkt wird. Das Ganzkörpertraining besteht aus fünf wichtigen Phasen: Aufwärmen, Kräftigungsübungen und Konditionstraining, Abkühlen und Dehnen. Zur kompetenten Beratung stehen Ihnen in allen Mrs. Sporty Clubs Spezialisten für Sport und Gesundheit zur Seite. Dieses Mrs.-Sporty-Trainingsprogramm können Sie mit den in der compact-via-Reihe „Fühl dich wohl!" vorgestellten sanften Wohlfühlthemen optimal ausbauen.

Mrs. Sporty unterstützt alle sportlichen Aktivitäten, die Sie auch zu Hause ausüben können. Wie das einfach und nachhaltig gelingt, erfahren Sie im vorliegenden Buch. Hier erhalten Sie zunächst grundlegende Informationen und wertvolles Hintergrundwissen. Darauf folgt ein ausführlicher Praxisteil mit illustrierten Anleitungen: leicht verständlich beschrieben und für Einsteiger geeignet.

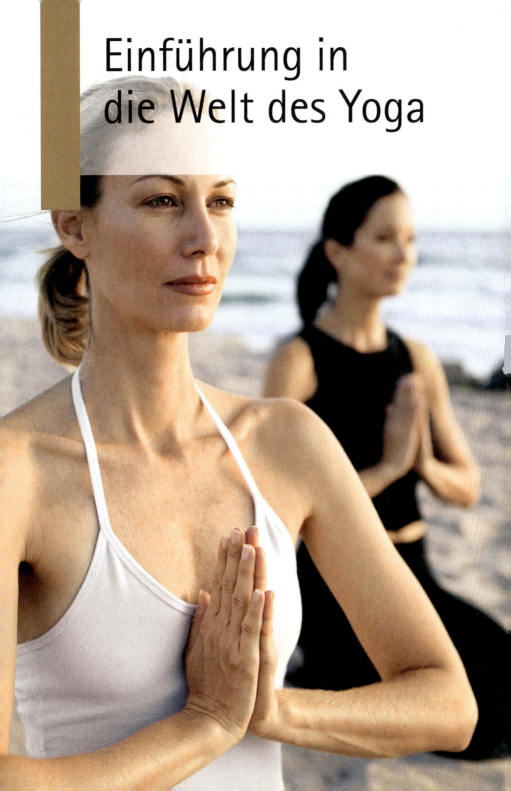

Einführung in die Welt des Yoga

Was ist Yoga?

Wenn wir von der Herkunft des Sanskritbegriffes Yoga ausgehen, geht es darum, die Kräfte zu bündeln, zusammenzubringen und in eine bestimmte Richtung zu lenken. Die Übersetzungen des Wortes Yoga lauten: Anschirren, Gespann, Fahrt, Ausrüstung, Anwendung, Verbindung und Arbeit. Der Begriff „Anschirren", gelegentlich auch als „Anjochen" ausgedrückt, ist ein bildhafter Vergleich, der sich ursprünglich auf das Anschirren oder Anjochen der Zugtiere vor den Pflug oder den Karren bezog. Zeitgemäß übersetzt lässt sich sagen: Die Praxis des Yoga ist synergetisch und zielorientiert. Nun klingt das immer noch recht abstrakt und theoretisch, doch genau das Gegenteil macht Yoga aus. Es ist konkret und praxisorientiert. Dabei geht es nicht um Glaubenssätze oder Dogmen, sondern um praktische Erfahrungen. Diese Erfahrungen sind dann tief gehend und fruchtbar, wenn die Kräfte gebündelt und konzentriert werden, dann nämlich ist Yoga auch ein Ausweg aus der gedanklichen Zerstreuung. Zu den Zielen des Yoga gehört das Verbinden von Geist und Körper. Die Tendenz geht stets dahin, zu verbinden und zu vereinen anstatt zu separieren und zu trennen. Durch diesen ganzheitlichen Ansatz unterscheidet sich Yoga von (Kranken-)Gymnastik, Fitnesstraining oder philosophischem Denken. Yoga ist stets ein Sowohl-als-auch. Mit anderen Worten: Es geht um die Integration verschiedener Aspekte und Richtungen. Es ist ein Bündeln von Energien. Und zugleich wird Yoga von dem Gelehrten Patanjali als die Fähigkeit definiert, sich durch nichts ablenken zu lassen und dadurch die Sachverhalte so zu verstehen, wie sie wirklich sind; dies bedeutet einen Erkenntnisgewinn ohne Vorurteile und Einschränkungen.

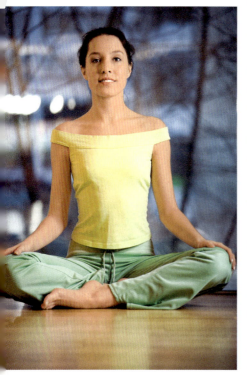

Warum Yoga?

Die Gründe und Motivationen, weshalb Menschen mit Yoga beginnen, sind im Detail so vielfältig und unterschiedlich, wie es die Menschen in ihrer Individualität an sich sind. Zugleich wiederholen sich bestimmte Motive und Anlässe. Ein wichtiger, wiederkehrender Motivationsaspekt ist die Gesundheit, oft in Bezug auf eine Therapie, mitunter auch als Prophylaxe.

Warum Yoga?

INFO

Heilung durch Yoga

Im Bereich orthopädischer, neurologischer und psychosomatischer Erkrankungen gibt es zahlreiche Therapieerfolge durch Yoga. Besonders bei Rückenbeschwerden, Herz-Kreislauf-Problemen, Sucht- und psychosomatischen Krankheiten wie Asthma bronchiale zeigt Yoga erwiesenermaßen positive Heilwirkungen.

In Indien gibt es seit etwa 80 Jahren eine fundierte klinische und wissenschaftliche Erforschung des Yoga unter medizinischen Gesichtspunkten, und auch in Deutschland haben sich einige Institutionen und Einzelpersonen auf diesen Teilaspekt des Yoga spezialisiert.

Ein weiteres, immer wiederkehrendes Motiv ist der Stressabbau bzw. das Bedürfnis nach Ausgeglichenheit und Entspannung oder nach anhaltender Energie und Vitalität. Offenbar waren dauerhafte Stresseinwirkungen, Stressanfälligkeit, Überreizung und Erschöpfungszustände schon den Menschen früherer Jahrhunderte bekannt und so wurde nach entsprechenden Problemlösungen gesucht. Diese finden sich sowohl in der traditionellen ayurvedischen Medizin als auch in den mit diesem „Wissen vom Leben" (*ayur* = Leben, *veda* = Wissen) verknüpften Yogaübungen. Auch eine sinnstiftende spirituelle Ausrichtung kann Grund für die Yogapraxis sein, gekoppelt an die Erkenntnis: „Ein gesunder Geist wohnt in einem gesunden Körper." Dies unterstreicht den Charakter des Yoga als ganzheitlichen Selbsterfahrungsweg. Der positive Wirkungsgrad ist natürlich dann besonders hoch, wenn nicht selektiv einzelne Elemente des Yoga herausgenommen und auf einen schnellen symptomatischen Erfolg hin angewendet werden, sondern der gesamte Komplex von Lebenseinstellung, Lebensweise, Körperhaltung, bewusstem Atmen und Atemtechnik, Konzentrations- und Meditationsübungen schrittweise umgesetzt wird. Wie auf so vielen anderen Gebieten gilt auch hier: Das Ganze ist mehr als die Summe seiner Teile.

Ayurveda bedeutet übersetzt „Wissen vom Leben".

Zehn gute Gründe, die für Yoga sprechen

- Yoga ist einfach zu praktizieren und erfordert kaum oder keine materiellen Investitionen.
- Yoga wirkt sich positiv auf Ihre Gesundheit und Ihr Wohlbefinden aus.
- Yoga gibt Kraft und Energie und hilft, Blockaden und Verspannungen abzubauen; regelmäßig praktiziert, hält Yoga nachweisbar fit und jung.
- Yoga fördert die Ausgeglichenheit, Launen und Stimmungsschwankungen werden reduziert.

Einführung in die Welt des Yoga

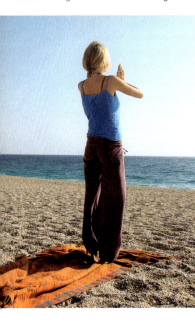

- Yoga stärkt und unterstützt Ihre Persönlichkeit und das persönliche Wachstum.
- Yoga ist sinnstiftend und fördert die positive Lebenseinstellung.
- Yoga dient letztlich auch anderen geistigen und körperlichen Disziplinen, es kommt Ihrer Beschäftigung mit Tanz oder Schach oder Kampfsport oder Philosophie zugute.
- Yoga wirkt sich auf Ihr soziales Umfeld aus, da sich Ihre positive Lebensweise auch auf Ihre Mitmenschen positiv auswirkt.
- Yoga hilft durch Kontemplation und Konzentration, permanentes Grübeln und Informationsfluten abzubauen und sich Klarheit zu verschaffen.
- Yoga kann Ihr Bewusstsein erweitern, denn die allgemeine Wahrnehmungs- und Konzentrationsfähigkeit nimmt zu.

Kurze Geschichte des Yoga

Die Wurzeln des Yoga reichen bis in das dritte Jahrtausend v. Chr. zurück. Aus der vorarischen Induskultur sind Steatitsiegel erhalten, die Yogis zeigen. Die genauen Interpretationen dieser Siegelbilder sind bislang nicht gesichert, doch die Abbildungen sind eindeutig: Sie zeigen jeweils eine auf einem niedrigen Podest in einer Yogahaltung sitzende Gestalt, deren Arme schräg nach unten gestreckt sind und deren Daumenspitzen die Knie berühren. Die Induszivilisation gehört zu den großen Hochkulturen der Menschheit. Ihre Blütezeit war im dritten Jahrtausend v. Chr. und ihr Kernsiedlungsland lag im Industal. Inzwischen sind etwa 1.000 Fundorte bekannt, die ein Gebiet umfassen, das mehr als doppelt so groß ist wie die Bundesrepublik Deutschland. Dieses Gebiet befindet sich im südöstlichen Teil Pakistans zwischen Karachi und Lahore.

Zuverlässige Quellen mit Texten zum Yoga gibt es seit rund 3.000 Jahren, vielleicht sogar seit 3.500 Jahren. Die Angaben der Forscher differieren bei den Datierungen oft um mehrere 100 Jahre. Argumente für die eine oder andere Datierung beruhen i. d. R. auf Hypothesen. In den *Samithâs*, religiösen Textsammlungen, die um 1200 bis 1000 v. Chr. entstanden, gibt es bereits Hinweise auf Yoga und Yogis, allerdings ohne dass diese Begriffe ausdrücklich erwähnt werden.

Kurze Geschichte des Yoga

Die Beschreibungen von langhaarigen Asketen, Ekstatikern und ritueller Mystik deuten jedoch auf yogaähnliche Vorgänge hin. Einige Indologen benennen diese Textpassagen als älteste Literatur, in der Yogis dargestellt werden. Die rituelle Praxis oblag heiligen Männern, die mittels Askese und / oder Ekstase eine Verbindung zu den Göttern bzw. dem Göttlichen suchten.

Am bekanntesten ist die aus 1.028 Hymnen bestehende Sammlung des *Rigveda*; darin werden 33 Götter und Göttinnen beschrieben, die sich gleichmäßig auf die Bereiche Erde, Himmel und Wasser verteilen und als Symbole für innere, d. h. seelische und psychologische Vorgänge im Menschen stehen.

Die zweite Gruppe von Texten, die *Upanishaden*, sind etwa ab dem sechsten Jahrhundert v. Chr. entstanden. Darin werden neben philosophischen Anschauungen und bildhaften Darstellungen und Vergleichen auch Übungen beschrieben, die deutlich als Yoga erkennbar sind, auch wenn es noch an expliziten Anleitungen fehlt. Doch die darin vermittelten Erkenntnisse über den Atem und das Wesen des Bewusstseins sowie über die Silbe OM sind richtungsweisend. In der *Katha-Upanishad* wird Yoga als das „Zurückhalten der Sinne" definiert: „Wunschlos die Sinne, die Strömungen der Gedanken und Gefühle angehalten, das Herz voll Frieden – dies ist der allerhöchste Stand, Yoga wird er genannt."

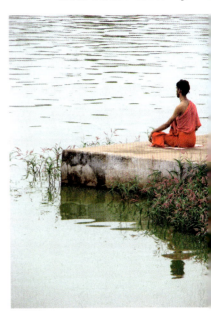

Und in der auf das zweite und dritte Jahrhundert v. Chr. datierten *Maitrâyanî-Upanishad* wird ein sechsgliedriger Yoga beschrieben, der als Vorläufer des klassischen, achtgliedrigen Yoga des Patanjali angesehen wird. Darin heißt es: „Folgendes ist die Ordnung zur Bewerkstelligung der Einheit: Anhalten des Atems, Zurückziehen der Sinnesorgane, Meditation, Fixierung des Denkens, Kontrollierung derselben und Versenkung; dieses wird der sechsgliedrige Yoga genannt." (VI, 18 zitiert nach Pau Deussen).

Das *Yoga-Sûtra* ist einer der wichtigsten Grundlagentexte über Yoga.

Einer der wichtigsten Grundlagentexte ist das *Yoga-Sûtra* des Yogi Patanjali, der ca. im zweiten Jahrhundert gelebt hat und als Begründer des klassischen Yoga gilt. Das *Yoga-Sûtra* ist ein Leitfaden (*sûtra*) für Yoga, der aus 195 prägnanten Versen besteht, die in vier Teile gegliedert sind. Der erste Teil beschreibt Charakter, Methoden und Ziele des Yoga. Im zweiten Teil werden die Ursachen des Leides analysiert und Möglichkeiten aufgezeigt, wie dieses Leid überwunden werden kann. Die Psychologie des Yoga sowie übernatürliche Fähigkeiten und Phänomene werden im dritten Teil beschrieben. Die vier verschiedenen Ebenen des Seins und das Ziel der Befreiung sind schließlich Thema des vierten Teiles. Über die fortwährenden Gefühlsbewegungen, persönlichen Wünsche und Gedanken über Vergangenes und Zukünftiges Kontrolle zu erlangen und diese gelegentlich zum Stillstand zu bringen, ist Ziel der Übungen. Mit den acht Stufen (*ashtânga*) des Yoga kann dieses Ziel erreicht werden.

Das *Yoga-Sûtra* definiert Yoga als die Fähigkeit, sich auf etwas ganz Konkretes oder eine spezifische Angelegenheit auszurichten. Was uns immer wieder davon abhält und Leid verursacht, sind verschiedene Hindernisse oder Trübungen (*kleshas*) des Geistes, die es zu überwinden gilt.

> **INFO** **Grundsätzliche Hindernisse (*kleshas*), die es zu überwinden gilt**
>
> 1. *Unwissenheit und Missverstehen* (avidyâ)
> 2. *Egoismus und Selbstüberschätzung* (asmitâ)
> 3. *Leidenschaft und Besitzdenken* (râga)
> 4. *Hass und Abneigungen* (dvesha)
> 5. *Ängste und die Panik vor dem eigenen Ableben* (abhinivesha)

In einer weiteren Definition wird die Anforderung an *âsana*, die yogische Körperhaltung, als stabil und bequem beschrieben. Dies gilt bis heute als Maßstab. Wobei sich *âsana* bei Patanjali lediglich auf den Lotossitz, den aufrechten Sitz mit gekreuzten Beinen am Boden, bezieht. Der Lotossitz zeichnet sich dadurch aus, dass er durch die Einheit von Becken und verschränkten Beinen eine feste und stabile Basis bildet und die Wirbelsäule aufgerichtet ist. Durch die verschränkten Beine und die auf den Knien ruhenden Hände ist der Energiekreislauf geschlossen. Da in dieser Haltung die Kniegelenke stark beansprucht werden und schon das freie Sitzen auf dem Boden für Menschen im Westen schwierig ist, macht es wenig Sinn, sich in diesen Sitz zu zwingen. Der stabile, aufrechte Sitz kann ebenso gut der Schneidersitz oder der Fersensitz sein.

Die zahlreichen Übersetzungen und Übertragungen des *Yoga-Sûtra* sowie auch die Fülle der Kommentare belegen die Bedeutung und den hohen Stellenwert dieses Standardwerkes. Durch den Tantrismus beeinflusst, entwickelte sich im achten Jahrhundert der *Hatha-Yoga*, 1500 n.Chr. entstand die *Hatha-Yoga-Pradîpikâ*, ein weiteres Grundlagenwerk des Yoga. Aus diesem Umfeld entstammt das uns vertraute System zahlreicher Körperübungen, Atemtechniken und verschiedener Wege zu meditieren. Von der *Hatha-Yoga-Pradîpikâ* gibt es verschiedene Ausgaben, die Anzahl der Verse schwankt zwischen 389 und 1.553. In diesem Werk finden sich u.a.

zahlreiche konkrete Übungsanleitungen für Körperhaltungen (*âsanas*), Reinigungstechniken (*shat-karmas*), Atemübungen (*prânâyâma*), Techniken zur Erweckung der kosmischen Energie im Körper (*kundalinî*) sowie zur Meditation.

Die vier Kapitel der *Hatha-Yoga-Pradîpikâ* setzen sich folgendermaßen zusammen: Das erste Kapitel umfasst die Hinweise auf richtige, maßvolle Ernährung ebenso wie die Beschreibung von 15 Körperhaltungen und ihren Wirkungen.

> Das ursprüngliche Ziel des Yoga ist es, die eigene Mitte und damit innere Ruhe zu finden.

Das zweite Kapitel beschreibt neun Atemtechniken, die, so heißt es, bei richtiger Ausführung sämtliche Krankheiten beseitigen, bei falscher Anwendung jedoch sämtliche Krankheiten hervorrufen.

Das dritte Kapitel umfasst die Wege der Anwendung von freigesetzten Energien, insbesondere der *kundalinî*-Energie.

Das vierte Kapitel beschreibt detailliert, wie *samâdhi*, der Zustand der Einheit, erreicht werden kann. Was im Quellentext der *Hatha-Yoga-Pradîpikâ*, aus dem inzwischen eine Fülle von Übungs- und Praxisbüchern des Yoga hervorgegangen ist, deutlich dargestellt wird, ist die Richtung der Orientierung: Yoga ist keine nach außen gerichtete Methode der Selbstdarstellung, sondern ein Weg nach innen. Es geht darum, in der eigenen Mitte zu ruhen.

INFO

Die zehn göttlichen Techniken des *Hatha-Yoga*

1. Die Technik des Maßhaltens, der Bescheidenheit, der Ausdauer und der Stabilität
2. Die Technik des Einnehmens von Körperhaltungen
3. Die Technik der maßvollen und abwechslungsreichen Ernährung
4. Die Technik der Reinigung der Atemwege und des Verdauungssystems
5. Die Technik der Körperverschlüsse durch Kontraktion der Muskulatur
6. Die Technik der Gesten und Haltungen, die der Konzentration und dem Fluss der Energie dienen
7. Die Technik des Atmens und der Atemkontrolle
8. Die Technik der Konzentration
9. Die Technik, den inneren Ton wahrzunehmen
10. Die Technik zu meditieren und dadurch den Zustand der Einheit zu erreichen

Einführung in die Welt des Yoga

Yoga im Osten, Yoga im Westen

Der Yoga in Indien war und ist teilweise noch heute von der persönlichen Vermittlung durch einen Lehrer an einen einzelnen Schüler geprägt. Da die Gesellschaft patriarchalisch und vom Kastenwesen geprägt ist, sind sowohl die Lehrer als auch die Schüler überwiegend männlich und stammen aus den oberen Kasten. Den Yogarichtungen, bei denen es weniger um Körperbeherrschung und physische Übungen geht, kommt eine größere Bedeutung zu.

> **INFO** Unterschiedliche Stellenwerte
>
> *In Indien spielten und spielen rituelle und spirituelle Formen eine größere Rolle, als dies im Westen der Fall ist; das Verständnis, was Yoga in seiner Komplexität ist und sein kann, ist auf dem indischen Subkontinent umfassender und oft auch eine Selbstverständlichkeit.*

Von den Wandlungen, die der Yoga im Verlauf der Jahrhunderte vollzog, sind nach wie vor verschiedene Entwicklungsstufen und Ausprägungen anzutreffen, diese vielfältigen Yogaformen werden im Westen jedoch extrem selten praktiziert. Demzufolge sind auch Asketen, Eremiten, Yogaphilosophen und Tantriker in westlichen Kulturen kaum zu finden. Der Yoga im Westen bezieht sich weitgehend auf *Hatha-Yoga* und wird primär durch Vermittlung in Kursen für Gruppen mit durchschnittlich fünf bis 25 Teilnehmern weitergegeben. Die traditionelle Anbindung eines persönlichen und intensiven Lehrer-Schüler-Verhältnisses fehlt gänzlich und der geistige, spirituelle Bezug ist eher sekundär oder gänzlich ohne Bedeutung.

In den USA gehört Yoga seit Jahren zu den beliebtesten Sportarten.

Yoga im Westen ist ergebnisorientiert und von Atem- und Körperübungen sowie Entspannungstechniken geprägt. Stressabbau und der Zielaspekt „Gesundheit" stehen meistens im Vordergrund. Dass sich Yogalehrer in Verbünden und Vereinen organisieren und die Qualität des Unterrichtens damit in nachvollziehbaren Richtlinien für Unterrichtsinhalte und das Lehren an sich überprüfbar wird, ist eine für den Westen typische Entwicklung. In Indien ist das Interesse, sich in einem Verband oder in speziellen Arbeitskreisen zusammenzuschließen, eher gering.

Die Yogaszene in den USA erfreut sich seit einigen Jahren konstant größter Beliebtheit. Yoga liegt sowohl an der West- als auch an der Ostküste Nordamerikas im Trend und ist dort weitverbreitet. Im Vergleich zur Yogaszene in Europa praktizieren in den USA etwa doppelt so viele Menschen regelmäßig Yoga. Registriert sind derzeit etwa sechs Millionen Amerika-

Das hohe Ansehen des Yoga liegt z.T. an etlichen Yoga praktizierenden Stars aus der Musikbranche wie Sting und Madonna, prominenten Models wie Christy Turlington und Hollywood-Schauspielern wie Meg Ryan, Michelle Pfeiffer und Willem Dafoe. Was ebenfalls zur starken Verbreitung des Yoga in den USA beigetragen haben dürfte, ist die kommerzielle Vermarktung und Verbreitung durch Videos, Hochglanzmagazine und aufwendige Webseiten. Dies trägt einerseits zur Popularität bei, führt aber andererseits auch dazu, dass die Absichten und Potenziale des Yoga nicht vollständig erkannt werden und Yoga mit Trendsport verwechselt wird. Die verschiedenen Formen des Yoga variieren je nach Kulturkreis und gesellschaftlichem Umfeld. In jeder Kultur gibt es Abweichungen und Ausnahmen. Die Mehrheit wird sich auf Angebote und Besonderheiten der unmittelbaren Umgebung einlassen und sich darin wohlfühlen.

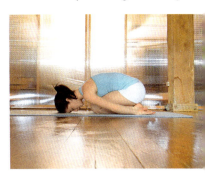

Hauptrichtungen des Yoga

Neben dem im Westen mittlerweile populären und verbreiteten *Hatha-Yoga* gibt es weitere Richtungen, die weniger Aufsehen erregen und deutlich weniger Anhänger haben, aber dennoch zum Spektrum des Yoga gehören und sich auch außerhalb Indiens etabliert haben. Die Anhänger der *Hare-Krishna*-Bewegung gehören zum *Bhakti-Yoga*, bei dem es um verschiedene Formen der Hingabe an Gott bzw. das Göttliche geht. Ihr wesentlicher Bezug ist die *Bhagavad Gîtâ*. In dieser für die Hindus heiligen Schrift spielt auch *Karma-Yoga* eine wichtige Rolle, der Yoga der selbstlosen Taten, nicht zu verwechseln mit dem verbreiteten Begriff Karma im Sinne von Schicksal.

Weitere wichtige Yoga-Stile sind *Bhakti-Yoga* und *Karma-Yoga*.

In den letzten Jahren erfuhr der *Mantra-Yoga* wachsenden Zuspruch im Westen, die zunehmende Beliebtheit dieser Yogaform ist an die Popularität von amerikanischen Sängern wie Jai Uttal, Krishna Das und Bhagavan Das geknüpft. Beim *Mantra-Yoga* (auch: *Nada-Yoga*, das bedeutet „Yoga des Klangs") werden die Ziele des Yoga mittels wiederholten Tönen oder Chanten von Silben, Hymnen und bestimmten Liedern angestrebt. Die spezielle Form des ekstatischen Singens mit Wechselgesang und vielen Wiederholungen einzelner Worte oder Verse heißt *Kirtan*.

Auch *Tantra-Yoga* ist im Westen mittlerweile sehr beliebt, beruht jedoch oft auf Missverständnissen oder weicht deutlich von den Absichten des ursprünglichen *Tantra-Yoga* ab, da die sexuelle Komponente übermäßig in den Vordergrund gestellt wird. *Tantra-Yoga* ist primär eine geistige Diszip-

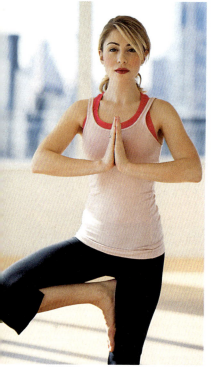

lin. Die Praxis besteht aus komplexen Ritualen, Visualisierungen und vielfältigen Meditationsübungen. Die sexuelle Vereinigung (*maithuna*) spielt im sogenannten Tantra der linken Hand (*vama-marga*) eine Rolle, sie ist jedoch Teil eines umfassenden spirituellen Rituals und kein Selbstzweck. Schließlich gibt es noch den achtstufigen *Ashtanga-Yoga*, der auch Klassischer Yoga genannt wird. Die Grundlagen dieser Form sind im *Yoga-Sûtra* des Patanjali dargelegt. Die im vorliegenden Buch beschriebenen Haltungen entsprechen der dritten Stufe dieses „königlichen" Yoga.

Stile des *Hatha-Yoga*

Innerhalb des *Hatha-Yoga* haben sich unterschiedliche Stile herausgebildet, die i.d.R. an eine bestimmte, richtungsweisende Person geknüpft sind. Die individuellen Bedürfnisse, die Konstitution und die ungefähre Zielsetzung bestimmen letztlich, welchem Stil sich jeder Yogainteressierte zuwendet. Neben der Vorauswahl durch entsprechende Informationen gilt jedoch auch hier: Probieren geht über studieren.

Ashtânga-Vinyasa-Yoga
Dieser von K. Pattabhi Jois aus Mysore/Südindien entwickelte und unterrichtete Yogastil zeichnet sich dadurch aus, dass eine Vielzahl von Haltungen ohne Unterbrechung und mit einer speziellen Atemtechnik verbunden geübt wird. Die verschiedenen Übungsserien werden sowohl dynamisch als auch kraftvoll durchgeführt, weswegen dieser Stil auch „Power-Yoga" genannt wird. Es ist ein sehr sportiver Stil, der zugleich ein bestimmtes Maß an Fitness und Kondition voraussetzt. *Ashtânga-Vinyasa-Yoga* ist in den USA weitverbreitet und in Deutschland in mehreren Großstädten zu finden.

Bikram-Yoga
Die von dem aus Kalkutta stammenden Inder Bikram Choudhury entwickelte Methode, bei der in Räumen mit hoher Temperatur (30 bis 40 Grad Celsius) und hoher Luftfeuchtigkeit eine Serie von 26 anspruchsvollen Haltungen geübt wird, die zweimal wiederholt wird und stets gleich ist. Der *Bikram-Yoga* ist insbesondere an der Westküste der USA populär und spricht primär jene an, für die es um Fitness und gutes Aussehen geht und die bereits über eine gewisse Kondition verfügen. Das Hauptzentrum befindet sich in Los Angeles.

Hauptrichtungen des Yoga

Iyengar-Yoga

B. K. S. Iyengar entwickelte diese Variante des *Hatha-Yoga*, die sich durch eine präzise *âsana*-Praxis auszeichnet, bei der eine Vielzahl von Hilfsmitteln wie Holz- und Korkblöcke, Seile, Gurte und Bänke eingesetzt wird. Standhaltungen haben meist den Vorrang und die Praxis geht oft ins Akrobatische (Handstand, Bogenhaltung, Halbmondstellung). Atemführung und Atemübungen bleiben den Fortgeschrittenen vorbehalten, bei der *âsana*-Praxis spielt sie im *Iyengar-Yoga* keine Rolle. Der Hauptsitz befindet sich in Poona (Zentralindien), weltweit unterrichten mehrere 1.000 Lehrer den Stil des *Iyengar-Yoga*.

> Bei den Übungen des *Iyengar-Yoga* werden zahlreiche Hilfsmittel wie Holzblöcke oder Seile eingesetzt.

Kundalini-Yoga

Eine von dem Sikh Yogi Bhajan entwickelte Variante des *Hatha-Yoga*, bei der es primär um das Erwecken der als „Schlangenkraft" bezeichneten Energie geht, die im Becken ruht und durch entsprechend forciertes Üben von Körperhaltungen und Atemtechniken zum Aufsteigen gebracht werden kann. Auch das Singen von Mantras und Kurse in Ernährungslehre stehen auf dem Programm. Die Zentrale des *Kundalini-Yoga*, die „Healthy, Happy, Holy Organisation" befindet sich in Los Angeles, Zweigstellen gibt es weltweit.

Sivananda-Yoga

Eine sich auf Swami Sivananda aus Rishikesh/Nordindien beziehende und von dessen Schüler Swami Vishnu-Devananda entwickelte *Hatha-Yoga*-Variante, die durch eine festgelegte und stets identische Reihenfolge von Atem- und Körperübungen sowie eine abschließende Entspannung im Liegen gekennzeichnet ist. Neben dieser sogenannten *Rishikesh*-Reihe gibt es regelmäßig Kurse und Zusammenkünfte für gemeinsames Meditieren, vegetarische Ernährung und Mantra-Singen. *Sivananda-Vedanta*-Zentren finden sich in nahezu allen europäischen Großstädten sowie in den USA und in Indien.

Vini-Yoga

Eine von Sri Krishnamacharya und dessen Sohn T. K. V. Desikachar entwickelte Methode. Es geht dabei u. a. darum, Yogapositionen zu üben, die an die individuellen Bedürfnisse und Fähigkeiten des jeweiligen Schülers angepasst sind. Dabei wird der Atem stets mit den Bewegungen koordiniert. Auch das präzise und konzentrierte Tönen von Mantras kann in der Tradition des *Vini-Yoga* eine wichtige Rolle spielen, wenn dies dem Schüler wichtig und seiner Entwicklung dienlich ist. *Vini-Yoga* ist ein Stil, der für jeden geeignet ist, somit auch für Menschen mit gesundheitlichen Handi-

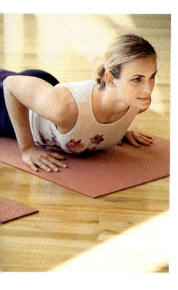

caps. Der Hauptsitz des *Vini-Yoga* liegt in Chennai, Südindien, wichtige Zentren und zertifizierte Lehrer finden sich zudem in Europa und in den USA.

Yoga der Energie

Eine kraftvolle *Hatha-Yoga*-Variante, die von Lucien Ferrer und Roger Clerc aus Paris entwickelt wurde und sich auf die Bedürfnisse und Voraussetzungen westlicher Menschen einstellt. Zum Unterricht gehören sowohl Körper- als auch Atemübungen, Meditation und das Tönen von Mantras. Insbesondere in Frankreich und Deutschland verbreitet ist Yoga der Energie für jeden geeignet, unabhängig vom Alter und von der Kondition.

Den Yoga betreffende Sanskritbegriffe im Überblick

- *ahimsâ:* Gewaltlosigkeit, eine der fünf Tugenden der ersten Stufe des *Ashtânga-Yoga* und des klassischen Yoga nach Patanjali
- *âsana:* Sitzhaltung, Körperhaltung, Position
- *Ashtânga-Yoga:* sich aus acht (*ashta*) Stufen zusammensetzender Yoga
- *âyurveda:* Lebenslehre und Medizin, wörtlich: „Wissen vom Leben", traditionelle indische Heilkunst, zu der auch die Anwendung von Yoga gehört
- *bandha:* Verschluss, Übungspraxis im *Hatha-Yoga*, bei der durch Kontraktion bestimmter Muskeln die Energie im Körper gehalten wird
- *bhoga:* sinnliche Freude; spiritueller Genuss, ein wesentlicher Aspekt des Tantra und einiger Yogastile
- *Bhagavad Gîtâ:* klassischer indischer Text, Teil des Volksepos *Mahâbhârata*, wörtlich „Gesang des Erhabenen", philosophisches Lehrgedicht, das aus 700 Versen besteht und in dem der göttliche Wagenlenker Krishna den Kriegshelden Arjuna über die Wege, die zur höchsten Wirklichkeit führen, belehrt, wozu verschiedene Yogarichtungen gehören
- *Bhakti-Yoga:* Yoga der liebenden Hingabe
- *Cakra:* feinstoffliche Energiezentren im Körper; überliefert und dargestellt werden stets sieben Haupt-*Cakras* (*Mûlâdhâra, Svâdhishthâna, Manipûra, Anâhata, Vishuddha, Âjna* und *Sahasrâra*). Sechs *Cakras* werden entlang der Wirbelsäule lokalisiert, das siebte Cakra befindet sich über dem Scheitelpunkt des Kopfes; mit entsprechenden Übungen sind sie erfahrbar, jedoch nicht mess- oder nachweisbar

Cakras bezeichnen Energiezentren im Körper, die jedoch nicht wissenschaftlich nachgewiesen sind.

Den Yoga betreffende Sanskritbegriffe im Überblick

- *darshana:* Sehen, Ansicht, Anschauung, Lehren; philosophische Weltsicht und Bezeichnung der sechs klassischen Philosophiesysteme Indiens
- *dhârana:* Aufmerksamkeit, Konzentration (sechste Stufe des *Ashtânga-Yoga*)
- *dhyâna:* Versenkung, Meditation (siebte Stufe des *Ashtânga-Yoga*), Kontemplation; das transzendentale Bewusstsein erwacht, wenn sämtliche Aktivitäten ruhen
- *ekâgratâ:* auf einen Punkt konzentriert, der Geist ist auf eine Sache ausgerichtet
- *Goraknath:* einer der Begründer des *Hatha-Yoga*
- *Guru:* Lehrer, Dozent, Handwerksmeister, spiritueller Meister; einer, der die Dunkelheit (*gu*) beseitigt (*ru*)
- *Hatha-Yoga:* Yoga-Tradition, in der unterschiedliche Körperstellungen, Atem- und Reinigungstechniken eine wichtige Rolle spielen; *Hatha* bedeutet sowohl Kraft als auch Anstrengung
- *Induskultur:* frühe Hochkultur des zweiten und dritten Jahrtausend v.Chr. im Industal (heutiges Pakistan); wichtigste Ausgrabungsorte: Harappa und Mohenjo-Daro, mehrere Funde von Steinsiegeln, auf denen Yogis bzw. Meditierende dargestellt sind

> Bei der Induskultur handelt es sich um eine der frühesten urbanen Zivilisationen.

- *Jnâna-Yoga:* Yoga der Erkenntnis; Ziel ist, die Unwissenheit (*avidyâ*) zu überwinden
- *karana:* Übungsfolgen, miteinander verbundene *âsanas*
- *Karma-Yoga:* Yoga des (selbstlosen) Tuns; die Handlung und deren Resultate als ein Dienst an Gott
- *klesha:* Leiden, Plage, Übel, Trübung, Anhaftung, Schmerz; Sammelbegriff für die möglichen Hindernisse auf dem Weg respektive der Praxis des Yoga; im *Yoga-Sûtra* 2.3 werden die *kleshas* benannt, in den folgenden zwölf *Sûtren* werden die Ursachen und Umstände des Entstehens und Wirkens der *kleshas* beschrieben
- *koshas:* körperliche Hüllen bzw. Gefäße, die sich gegenseitig durchdringen und aufeinander einwirken; dies sind nach indischer Auffassung der grobstoffliche Nahrungskörper, der Energiekörper, der Mentalkörper, der Unterscheidungskörper und der Glückseligkeitskörper
- *kumbhaka:* Atempause, Anhalten des Atems zwischen Ein- und Ausatmen
- *kundalinî:* Energie (kosmische oder Schöpfungsenergie), auch sinnbildlich als „Schlangenkraft" dargestellt, eine Form der *shakti*
- *mantra:* Silbe, Wort, heilige Formel; „Denkwerkzeug", Gebet, Klang
- *mâyâ:* Illusion, der äußere, täuschende Schein; die Tendenz, Vergängliches für ewig zu halten

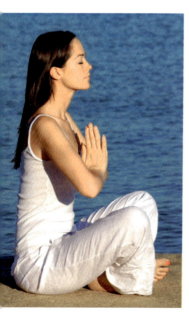

Pantanjali ist der Begründer des klassischen Yoga und Verfasser des Yoga-Sûtra.

- *mudra:* Hand- oder Körpergeste, Übungstechnik im *Hatha-Yoga* und im indischen Tanz
- *niyama:* Regeln, die sich auf innere Qualitäten beziehen (zweite Stufe im *Ashtânga-Yoga*)
- OM: der Klang des Absoluten
- Patanjali: legendärer Begründer des *Ashtânga-* bzw. des klassischen Yoga, Verfasser des *Yoga-Sûtra*
- *prâna:* Atem, Hauch, Lebenskraft, Lebensenergie, Intellekt; die den Körper durchdringende kosmische Energie
- *prânâyâma:* Atemregulierung bzw. Atemtechniken des *Hatha-Yoga* (vierte Stufe des *Ashtânga-Yoga*); Ziel ist es, den Atem lang, langsam, tief und gleichmäßig fließen zu lassen, um die Blockaden, die eine klare Wahrnehmung verhindern, aufzulösen oder zu verringern
- *pratyâhâra:* Zurückziehen der Sinne (von äußeren Eindrücken), fünfte Stufe des *Ashtânga-Yoga*; die Aufmerksamkeit wird vollständig nach innen gelenkt
- *Sâdhaka:* jemand, der regelmäßig und langfristig Yoga und / oder Meditation praktiziert; auch Bezeichnung für Schüler eines Gurus
- *samadhi:* Erleben der Einheit, achte Stufe und Zielpunkt des *Ashtânga-Yoga*; es bedeutet, ganz eins zu sein mit sich selbst und der Welt, ohne sich darum explizit zu bemühen oder dafür zu kämpfen
- *Sanskrit:* eigentlich *samskrita*, wörtlich: vollendet, zusammengesetzt, Zubereitung, Gelehrtensprache, klassische altindische (heilige) Sprache Indiens, vergleichbar mit dem Latein des Okzidents
- *shakti:* Kraft, Stärke, göttliche (auch weibliche) Energie, Gattin Shivas
- *Shiva:* wörtlich: freundlich, segensreich, einer der höchsten Götter innerhalb des Hinduismus, Herr des Yoga (*Yogeshvara*) und kosmischer Tänzer (*Natarâja*), Zerstörer der Unwissenheit, reines Bewusstsein
- *stirasukha:* Sanskrit: stabil und bequem; Vorgabe bei Patanjali, wie *âsanas* sein sollten
- *Swami:* spiritueller Meister, hinduistischer Mönch, jemand, der der Welt entsagt hat
- *Tantra:* Sanskrit: Gewebe, Geflecht; System, Lehrbuch; die im indischen Mittelalter entstandenen religiös orientierten Tantra-Traditionen entwickelten sich sowohl im Zusammenhang des Buddhismus als auch des Hinduismus, sie sind von einer positiven Einstellung zum Körper geprägt; Lust, Freude und göttliche Energie stehen im Mittelpunkt

Yoga für werdende Mütter

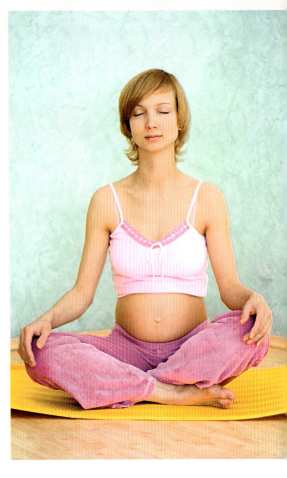

Sich auf die sanfte Art fit halten – dafür steht Yoga. Darum ist es auch die ideale Sportart für Frauen, die während der Schwangerschaft nicht auf körperliche Aktivität verzichten möchten. Schwangere Frauen, die Sport treiben, leiden weniger unter den typischen körperlichen Beschwerden wie Übelkeit, Müdigkeit oder Rückenschmerzen, und halten ihren Körper auch für die Zeit nach der Schwangerschaft in Form.

Die yogische Atmung – harmonisierend für Mutter und Kind

Zum Yoga gehört eine tiefe und bewusste Atmung (s. S. 35 f.). Diese fördert die Sauerstoffbildung – sowohl bei der Mutter als auch beim Kind. Das liefert Energie und sorgt gleichzeitig für eine ruhige und ausgeglichene Stimmung. Und nicht zuletzt ist die richtige Atemtechnik bei der Geburt von großer Bedeutung.

Körperliches Wohlbefinden durch Yoga-Übungen

Beim Ausführen der Yoga-Übungen lernen Sie, Ihren Körper bewusst wahrzunehmen. Sie erfahren, wie Sie Ihre Muskeln entspannen und so Schmerzen entgegenwirken können, und das körperliche Wohlbefinden steigert sich insgesamt. Eine sehr gute Yoga-Übung für Schwangere ist die „Katze" (Anleitung s. S. 53 f.), da sie die Wirbelsäule entlastet, für eine bessere Haltung sorgt und somit Rückenschmerzen vorbeugt und lindert. Außerdem werden das Becken und die Gebärmutter auf diese Weise gestärkt. Empfehlenswert ist auch der „Schmetterling im Sitzen" (s. S. 89). Bei einer regelmäßigen Durchführung wird der Beckenboden mobilisiert, was eine optimale Vorbereitung auf die Geburt darstellt. Eine geeignete Übung im Stehen ist der „Baum" (s. S. 67 ff.). Sie hat v. a. positive Auswirkungen auf die Psyche der werdenden Mutter: Standfestigkeit, Ausgeglichenheit und Konzentrationsfähigkeit werden gefördert.

Einführung in die Welt des Yoga

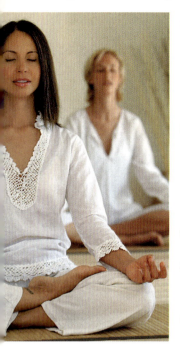

- *Upanishaden:* wörtlich: dicht neben jemandem sitzen; philosophische und religiöse Texte, die zwischen 800 v.Chr. und 1600 n.Chr. in Indien entstanden; sie sind die Basis des *Vedânta*, der philosophischen Anschauungen und Schlussfolgerungen und meistens als Dialog zwischen Lehrer und Schüler dargelegt
- *Veda:* Sanskrit: Wissen; religiöse Texte, die um 1200 bis 1000 v.Chr. in Indien entstanden, aus vier Traditionslinien bestehend: *Rigveda* (*Veda* der Verse), *Sâmarveda* (*Veda* der Lieder), *Yajurveda* (*Veda* der Opfersprüche) und *Atharvaveda* (*Veda*, der Formeln für die Gesundheit und die Sicherheit des Körpers enthält)
- *Vedânta:* Das Ende des *Veda*, womit zum einen die *Upanishaden* gemeint sind und zum anderen die *Vedânta-Sûtras*
- *viveka:* Sanskrit: Unterscheidung; die Fähigkeit, Wichtiges und Unwichtiges, Sehendes und Gesehenes auseinanderzuhalten
- *yama:* Zügel, Gebote; Regeln, die sich auf das Verhalten und die Handlungen anderen gegenüber beziehen (erste Stufe im *Ashtânga-Yoga*)
- *Yoga-Sûtra:* Einer der wichtigsten Quellentexte des (klassischen) Yoga, vermutlich im zweiten Jahrhundert von Patanjali verfasst
- *Yoga:* wörtlich: Anschirren, Gespann, Fahrt, Anwendung; Name eines Systems zur Selbstverwirklichung, effiziente Methode, um eine von permanenten Denkbewegungen getrübte Wirklichkeit klar zu erkennen; eines von sechs philosophischen Systemen Indiens
- *Yogi / Yogin:* Jemand, der Yoga praktiziert und / oder in diesem Sinne lebt
- *Yoginî:* Weibliche Form von *Yogi / Yogin*.

INFO Hinweise zur Aussprache der Sanskritbegriffe

Zugunsten einer leichteren Lesbarkeit wurde auf eine wissenschaftliche Transkription der Sanskritbegriffe verzichtet, der Authentizität wegen wurde ebenso eine eingedeutschte Schreibweise vermieden.

- *Vokale mit Zirkumflex (â, û, î) werden betont gesprochen; also liegt z.B. bei* âsana *die Betonung auf dem ersten a.*
- *c wird tsch gesprochen (*cakra = tschakra*)*
- *j wird dsch gesprochen (*Patanjali = Patandschali*)*
- *y wird wie j gesprochen (*yama = jama*)*

Grundlagen des Yoga

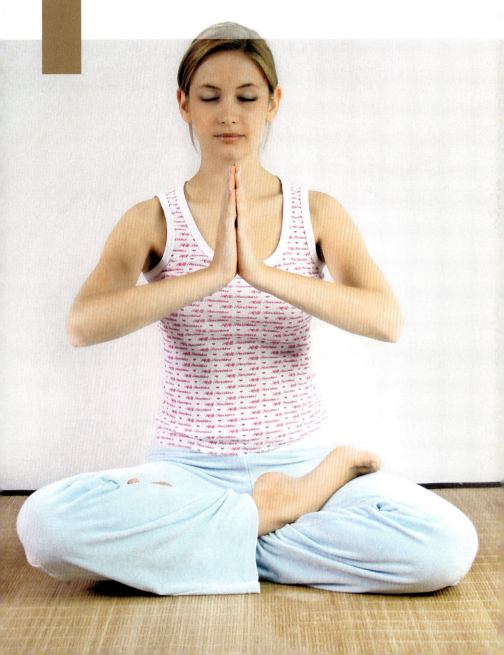

Ist Yoga für alle da?

Von den rund drei Millionen Menschen, die im deutschsprachigen Raum regelmäßig Yoga praktizieren, sind nahezu 80 Prozent Frauen, die meisten von ihnen berufstätig und zwischen Mitte 20 und Ende 50. Das Bedürfnis nach Entspannung und eine insgesamt gesundheitsbewusste Einstellung dürften zu den wichtigsten Gründen zählen, warum Frauen mit Yoga beginnen. Männer sind im Gegensatz dazu eher an Spannung und Krafttraining interessiert, außerdem ist ihr Freizeitbereich insgesamt eher leistungsorientierter ausgerichtet. Entsprechend hoch ist die Infarktrate bei Männern und die Lebenserwartung liegt im Durchschnitt sieben Jahre unter der von Frauen.

Yoga kann im Prinzip von jedem Menschen praktiziert werden.

Allein vom weiten Spektrum des Yoga ausgehend kann gesagt werden, dass sich Yoga grundsätzlich für jeden eignet. Von welcher Richtung bzw. von welchem Stil sich jemand angesprochen oder angezogen fühlt, hängt ganz von den individuellen Voraussetzungen und Erwartungen ab. Zu den verschiedenen Richtungen und Stilen kommen auf bestimmte Interessengruppen zugeschnittene Angebote hinzu. So gibt es z. B. Yoga für Schwangere, Yoga für Kinder und Yoga für Menschen mit Sehbehinderung oder Yoga für Senioren. Daher findet sich kaum ein Bereich, in dem sich Yoga nicht anwenden lässt.

Dadurch wird Yoga für jeden Menschen unter Berücksichtigung seiner individuellen Eigenheiten und Voraussetzungen praktizierbar. Dies zu vertiefen oder zu ändern, ist jederzeit möglich, da es sich um ein in jeder Hinsicht offenes Angebot handelt. Zu den wesentlichen Merkmalen des Yoga gehören die absolute Wertschätzung der eigenen Erfahrung und die Befähigung zur Unabhängigkeit.

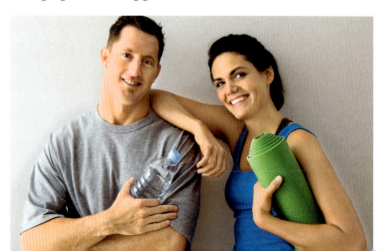

Für wen eignet sich welche Yoga-Form?

Wer ohnehin eine sehr gute Konstitution und zudem eine gute Kondition hat, wird sich wohl eher auf die körperlich fordernden Yogastile einlassen und sich beispielsweise im Power-Yoga bzw. *Ashtânga-Vinyasa-Yoga* nach Pattabhi Jois oder im Yoga nach Iyengar wohlfühlen.

Wem es dagegen eher um eine spirituelle Ausrichtung geht, wird vermutlich mehr im *Kundalin-Yoga* und im *Sivananda-Yoga* anzutreffen sein, wo neben den Körperübungen auch das regelmäßige Tönen von Mantras und die Meditation zum Unterricht gehört.

Für Personen, denen der gesundheitliche Aspekt sehr wichtig ist, ist der Yoga der Energie oder der *Vini-Yoga* geeigneter.

Doch die Übergänge zwischen den einzelnen Yoga-Formen sind fließend und das Unterrichtskonzept hängt ganz entscheidend vom jeweiligen Lehrer oder der Lehrerin ab. So kann *Iyengar-Yoga* auch durchaus sanft vermittelt werden und der eher sanfte *Vini-Yoga* dagegen sehr fordernd sein.

> Je nach individuellen Vorlieben kann beim Yoga der sportliche oder der spirituelle Aspekt im Vordergrund stehen.

TIPP

Vorab informieren

Eine Probestunde, die i.d.R. gratis oder zum ermäßigten Preis angeboten wird, ist jedem Interessierten zu empfehlen. Auch in einem Gespräch vor oder nach dem Unterricht lassen sich Fragen und Probleme klären.

Brauche ich einen Lehrer?

Die ersten Versuche und Übungen lassen sich natürlich auch ohne kompetente Aufsicht und Korrektur durchführen. Die alltägliche Praxis wird ohnehin jeweils ohne Yogalehrer oder Yogalehrerin stattfinden. Doch eine qualifizierte Anleitung und Überprüfung dessen, wie Sie die Übungen umsetzen und an welchen Stellen eine Korrektur oder eine Änderung notwendig ist, macht Sinn, sobald Sie für sich entschieden haben, dass Sie die Yogapraxis fortsetzen möchten.

Das Üben in einer Gruppe, aber auch der Einzelunterricht bei einer Yogalehrerin bzw. einem Yogalehrer wird Ihre Art zu Üben verändern. Zum einen ist es eine bereichernde Erfahrung, gemeinsam mit anderen Yoga zu praktizieren, zum anderen wird Ihr Üben intensiviert durch die Vorgaben sowie durch die aufmerksamen Korrekturen.

Wie erkenne ich einen guten Lehrer, eine gute Lehrerin?

Wie gut eine Yogalehrerin oder ein Yogalehrer ist, lässt sich erst feststellen, wenn man über einen gewissen Zeitraum eigene Erfahrungen gesammelt hat. Der Lehrer sollte in der Lage sein, auf die individuellen Bedürfnisse und Fähigkeiten der anwesenden Teilnehmer einzugehen und die angeleiteten Haltungen selbst einzunehmen.

> **INFO** **Berufsverband der Yogalehrenden**
>
> *Die vom Berufsverband der Yogalehrenden in Deutschland anerkannten Yogalehrer haben während ihrer Ausbildung eine Mindestanzahl an Ausbildungsstunden zu absolvieren. Auch danach ist eine ständige Weiterbildung der fachlichen und methodischen Kentnisse vorgesehen. So ist stets eine kompetente Weitergabe des Wissens gewährt.*

Das Risiko einer Enttäuschung lässt sich vorab deutlich senken, wenn Folgendes beachtet wird:

1. Scheuen Sie sich nicht davor, nach der Qualifikation des Lehrers zu fragen. Wie lange dauerte die Ausbildung? In welcher Tradition, in welchem Stil wird unterrichtet?
2. Vereinbaren Sie eine Probestunde.
3. Sprechen Sie mit dem Yogalehrer darüber, was Sie für sich von Yoga erwarten und ob ihre Vorstellungen mit dem Kursprogramm oder Unterrichtsstil des Lehrers übereinstimmen.
4. Kontaktieren Sie den Berufsverband der Yogalehrenden in Deutschland. Dort erhalten Sie Auskunft über qualifizierte Yogalehrer im deutschsprachigen Raum.

Woran erkenne ich qualifizierten Unterricht?

Ein qualifizierter Unterricht wird niemals nach einem ständig gleichbleibenden Schema ablaufen, sondern sich auf die Voraussetzungen und Fähigkeiten der Teilnehmer einstellen. Die jeweils im Mittelpunkt stehenden Haltungen (*âsanas*) sollten stets vorbereitet und durch geeignete Gegenbewegungen ausgeglichen werden. Zu einem qualifizierten Unterricht sollten auch theoretische Erläuterungen und Erklärungen zu den Übungen gehören.

Wohin kann ich mich wenden, um Rat und mehr Informationen zu erhalten?

Der Berufsverband der Yogalehrenden in Deutschland e. V. (BDY) ist folgendermaßen zu erreichen:
Die Internetadresse lautet: www.yoga.de. Es gibt ein Forum für Fragen, eine Liste der Lehrer im BDY, Hinweise auf Fachpublikationen und weitere Links.
Telefonisch ist der Berufsverband der Yogalehrenden in Deutschland e. V. (BDY) von Montag bis Donnerstag, jeweils von 8 bis 12 Uhr und von 14 bis 16 Uhr unter der Telefonnummer 05 51 / 4 88 38 08 zu erreichen.
Die Anschrift lautet: Geschäftsstelle BDY, Jüdenstraße 37, D-37073 Göttingen.
E-Mail: info@yoga.de

Beim Berufsverband der Yogalehrenden erhalten Sie weitere Informationen.

Bedingungen und Voraussetzungen

Zu den erfreulichen Aspekten des Yoga zählt ein geringer Anspruch an die Umgebung und ein Minimum an Gegenständen, die benötigt werden. Selbst der Platzbedarf ist gering. Schon eine Fläche von zwei mal zwei Metern ist für sämtliche Übungen ausreichend. Je nach Beschaffenheit des Fußbodens, auf dem Sie üben, sollten Sie die Wahl Ihrer Unterlage treffen. Bei einem Teppich benötigen Sie lediglich ein Handtuch oder ein anderes strapazierfähiges Tuch. Eine Yogamatte, deren Unterseite rutschfest und deren Oberseite weich ist, kann bei einem Parkett- oder Laminatboden verwendet werden. Ein Kissen und eine Decke sollten Sie stets parat haben. Diese werden für einige Übungen benötigt oder können Ihnen das Einnehmen der Haltung erleichtern.

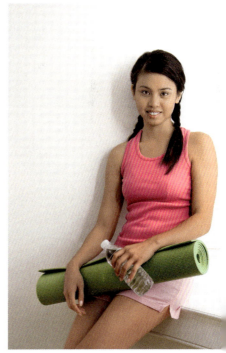

Eine spezielle Yogakleidung benötigen Sie nicht. Die Wahl der Kleidungsstücke hängt letztlich von Ihrem Geschmack ab. Jedoch sollte das, was Sie während des Übens tragen, bequem sein und ausreichend Bewegungsfreiheit zulassen. Leggings, Trikots, Sweatshirts, Jogging- oder leichte Baumwollhosen eignen sich gut. Anzüge oder Adamskostüme sind weniger geeignet. Allerdings ist es empfehlenswert, stets barfuß zu üben; lediglich bei der Tiefenentspannung im Liegen sollten Sie Socken tragen. Der geeignete Zeitpunkt des Übens hängt ganz von ihrer Tagesstruktur bzw. von ihrem Tagesablauf ab. Im Grunde genommen ist jede Tageszeit geeignet. Zu bedenken wäre lediglich, dass der Körper am Morgen mehr Zeit zum Aufwärmen braucht und nicht so beweglich ist wie am Abend. Außerdem ist es nicht ratsam, am späten Abend stark energetisierend und kreislaufanregend zu üben, da es sonst schwierig sein dürfte, in den Schlaf zu finden. Prinzipiell sollten Sie mit leerem Magen üben, also nicht unmittelbar nach den Mahlzeiten. Es empfiehlt sich jeweils eine Übungszeit vor den Mahlzeiten, egal ob am Morgen, am Vormittag oder am Abend, die letzte Nahrungsaufnahme soll wenigstens zwei Stunden zurückliegen.

TIPP Innere Einstellung

Nicht zuletzt spielt Ihre innere Einstellung und Übungshaltung eine wichtige, wenn nicht gar die entscheidende Rolle. Gehen Sie die Übungen gelassen und ohne Ehrgeiz an. Nehmen Sie sich Zeit für das Üben und auch während des Übens. Respektieren Sie das, was Sie erfahren und achten Sie auf Ihre individuellen Grenzen und Potenziale.

Yoga und Ernährung

Der wichtigste Aspekt yoga-gerechter Ernährung dürfte wohl der sein, dass Sie durch die Yoga-Praxis genauer wahrnehmen, was mit Ihnen und in Ihrem Körper vor sich geht. Eine der im *Yoga-Sûtra* des von Patanjali formulierten wichtigen ethischen Grundlagen des Yoga ist das Gebot der umfassenden Gewaltlosigkeit. Dies lässt sich auch auf die Richtlinien für eine angemessene Ernährung anwenden. Nahrung, die durch das Töten anderer Lebewesen auf Ihren Tisch kommt, kann diesem Grundsatz beispielsweise kaum oder nicht entsprechen. Und auch in der *Hatha-Yoga-Pradîpikâ* wird empfohlen, auf Fisch und Fleisch zu verzichten.

TIPP Kein Muss

Diese Empfehlungen sind für die hier beschriebenen Yogaübungen nicht bindend oder zwingend! Sie werden die positiven Wirkungen des Yoga auch dann spüren und erfahren, wenn Sie am Fisch- und Fleischverzehr festhalten. Im Sinne des Yoga wäre es jedoch einmal den Versuch wert, eine Zeit lang auf Wurst und Fleisch zu verzichten und zu vergleichen, wie sich dies auf Ihr Befinden auswirkt.

Energy-Cookies

In einigen Yogazentren werden diese nahrhaften Kekse täglich frisch zubereitet und erfreuen sich insbesondere nach den Übungsstunden großer Beliebtheit.

Zutaten
- 120 g Vollweizenmehl
- 60 g Rosinen
- 240 g feine Haferflocken
- 60 g gehackte Mandeln
- 25 g Kokosnussraspel
- 120 g Rohrzucker
- 180 ml Öl
- 1 TL Ingwerpulver
- ½ TL gemahlene Muskatnuss
- 1 Päckchen Backpulver
- knapp ¼ l Wasser

Zubereitung
1. Die Zutaten in einer großen Schüssel mischen, zuletzt das Öl zugeben.
2. Nach und nach so viel Wasser zugießen, dass ein fester Teig entsteht.
3. Jeweils einen Esslöffel voll vom Teig abtrennen und daraus flache Plätzchen formen.
4. Die Plätzchen auf ein eingeöltes Backblech legen und im vorgeheizten Backofen bei ca. 200 Grad Celsius etwa zwölf Minuten goldbraun backen.
5. Abkühlen lassen.

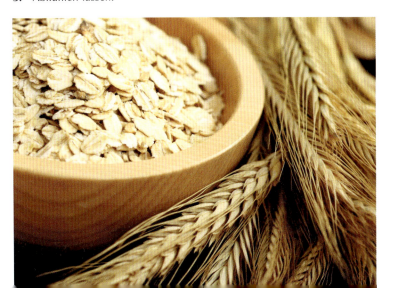

Reinheit und spezielle (yogische) Reinigungstechniken

Ein Aspekt des *niyama*, der zweiten Stufe des *Ashtânga-Yoga*, ist Reinheit; dies bezieht sich auf den Geist, den Körper und die Umgebung. Darüber hinaus gibt es spezielle Reinigungstechniken, die dem *Hatha-Yoga* entstammen und in einigen Schulen und Traditionslinien unterrichtet werden.

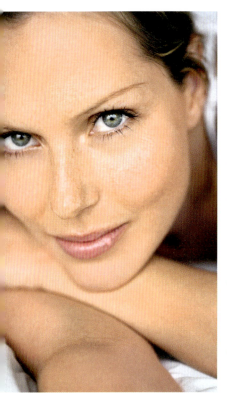

Reinigen des Nasen- und Stirnhöhlenraums (*Jala-Neti*)

Zu den gemäßigten und sinnvollen Reinigungsübungen zählt *Jala-Neti*, das Reinigen des Nasen- und Stirnhöhlenraums mit körperwarmem, leicht gesalzenem Wasser. Dieses Wasser wird mittels eines geeigneten Kännchens (für den Anfang tut es auch ein kleines Teekännchen) in das eine Nasenloch eingegossen und fließt aus dem anderen Nasenloch heraus. Dabei sollte der Mund leicht geöffnet sein und der Kopf etwas zu jener Seite geneigt werden, bei der das Wasser wieder herausfließt. Die Reinigung sollte unbedingt in beide Richtungen vollzogen werden und im Anschluss das verbliebene Wasser herausgeschnaubt werden.

- *Wirkungen:* Die Nasengänge werden gereinigt, die Schleimhäute besser durchblutet, die Atmung wird erleichtert und das Geruchsvermögen deutlich verbessert, insgesamt fühlen Sie sich klarer im Kopf.
- *Kontraindikationen:* Bei fiebrigen Erkrankungen oder einer Neigung zu Nasenbluten sollte *Jala-Neti* nicht durchgeführt werden.

Reinigung der Zunge (*Jihvá Dhauti*)

Eine sowohl harmlose als auch unbedenkliche Reinigungsprozedur ist dagegen jene, bei der mittels Zungenschaber oder mit einem geeigneten Löffel die Zunge gereinigt wird. Bei den Yogis findet zur Reinigung der Zunge ein Zungenschaber Verwendung; den gleichen Dienst tut jedoch auch ein Löffel. Drehen Sie die gewölbte Seite des Löffels nach oben und schaben Sie mit der Kante Ihren Zungenrücken; die Unterseite der Zunge bitte vom Schabwerkzeug fernhalten. Reinigen Sie zunächst von hinten nach vorne zur Zungenspitze, dann seitwärts, von links nach rechts und umgekehrt. Spülen Sie abschließend gründlich den Mund aus.

◉ *Wirkungen:* Die Reinhaltung der Mundhöhle kann uns viele Infektionskrankheiten ersparen. Die Beseitigung von Bakterienherden garantiert gesundes Zahnfleisch und gesunde Zähne. Die Geschmacksknospen der Zunge arbeiten außerdem in engem Zusammenspiel mit den Speicheldrüsen, die wiederum für unsere Verdauung wichtige Enzyme ausscheiden. Je schmackhafter ein Gericht, desto größer die Speichelabsonderung. Ist die Zunge „belegt" – wer kennt diesen unangenehmen Zustand nicht –, so sind auch die Geschmacksknospen mit einer Schleimschicht überzogen, sodass der Geschmack der Speisen nicht in vollem Umfange wahrgenommen werden kann. Eine belegte Zunge kann außerdem oft die Ursache für schlechten Atem sein. Reinigungsübungen dieser – ungewohnten – Art sind nicht jedermanns Sache. Wer von vornherein eine Abneigung dagegen empfindet, sollte sich zu nichts zwingen (lassen) und stattdessen regelmäßig und gewissenhaft die vertrauten Reinigungsriten durchführen.

Eine regelmäßige Zungenreinigung kann Infektionskrankheiten vorbeugen.

Aktuelle Yogatrends

Es vergeht kaum ein Monat, in dem keine „neuen" Yogatrends kreiert werden. Oft sind es jedoch nur minimale Akzentverschiebungen in den Übungen oder in der Art des Übens. Viele Trends entstehen aus einem gewissen Geltungsbedürfnis heraus und auch der kommerzielle Aspekt spielt eine wichtige Rolle. So ist es nicht verwunderlich, dass insbesondere in den USA ständig „neue" Yogastile angeboten werden. Sie kommen und gehen wie die Blüten am Baum: *Anusara-Yoga, Aqua-Yoga, Bihari-Yoga, Disco-Yoga, Hot-Nude-Yoga, Ishta-Yoga, Jivamukti-Yoga, Meridian-Yoga, Synergy-Yoga, Thai-Yoga, Tri-Yoga-Flows, White-Lotus-Yoga*, allesamt mit ® oder ™, den Trademark-Zeichen, versehen.

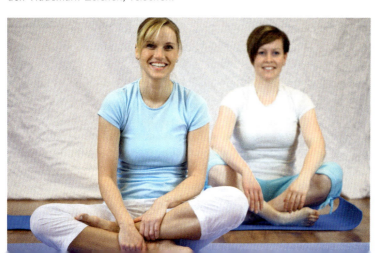

Selbst in dem renommierten amerikanischen Yogamagazin „yoga Journal" wurde selbstkritisch nachgefragt, inwiefern die verschiedenen modernen Trends noch mit dem eigentlichen Yoga zusammenhängen. Vielfach werden diese neuartigen Yogaformen, die ständig in Umlauf kommen, in Klassen mit z. T. mehr als 50 bis 60 Teilnehmern unterrichtet. Sich auf solche Trends einzulassen, steht natürlich jedem frei und die persönlichen Erfahrungen können dabei durchaus positiv sein.

Viele Yoga-Trends haben mit dem Ursprungsgedanken des Yoga nur noch wenig zu tun.

Entscheidend ist jedoch nicht, ob Sie Yoga nach Alan oder Kali, ob Sie *Hot-Nude-Yoga* oder *Cold-Dress-Yoga* machen, entscheidend ist, dass Sie Yoga praktizieren und dass es Ihnen dabei und danach sowohl subjektiv als auch objektiv gut geht.

Wichtig ist zudem, sich und anderen einzugestehen, dass Yoga mehr ist als eine gerade angesagte Methode, um fit zu werden, eine bessere Figur zu bekommen oder ein bewährtes Mittel, den Stress effektiv abzubauen.

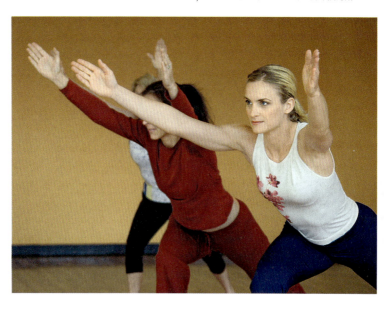

Die Entwicklung des Yoga über die Jahrtausende hinweg zeigt deutlich, dass es eben nicht um Äußerlichkeiten und Selbstdarstellung geht, sondern um die Erfahrung des inneren Reichtums und um das Erleben von Freiheit als vollständige Unabhängigkeit. Kern und Umfeld vieler Trends weisen eher auf die bereits genannten *kleshas* hin, die verschiedenen Hindernisse auf dem Weg der persönlichen Entwicklung. Diese ergeben sich v. a. dadurch, dass – im übertragenen Sinne – die Landkarte (Namen & Trends) mit der Landschaft (Erfahrung & Praxis des Yoga) verwechselt wird.

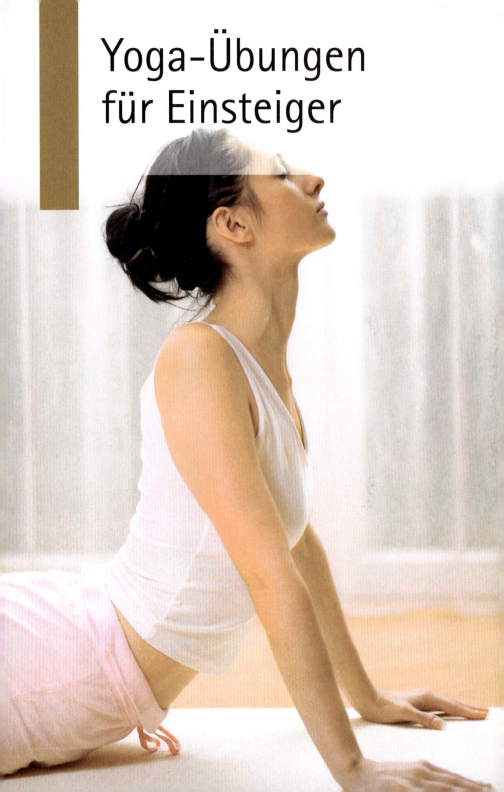

Yoga-Übungen für Einsteiger

Einführung

Im folgenden Praxisteil geht es in erster Linie um einfach nachzuvollziehende Körperhaltungen (*âsanas*), die mit dem Fluss der Atmung kombiniert werden. Bevor Sie diese Übungen praktizieren, lesen Sie bitte aufmerksam und vollständig den Begleittext. Sie finden zu jeder Übung wichtige Hinweise, in denen Sie erfahren, worauf Sie beim Ausführen der Übung achten müssen, ebenso werden Ihnen auch alternative Übungsformen aufgezeigt und Sie können sich über die Wirkung der jeweiligen Übung informieren.

Vor dem Übungsbeginn ist die Lektüre des für Sie infrage kommenden Praxisteils auch deshalb ratsam, weil die Instanz des Yogalehrers fehlt. Außerdem ist ein gleichzeitiges Üben und Lesen schlecht möglich, deshalb ist ein schrittweises Vorgehen wichtig. Eine Alternative und Erleichterung wäre es, wenn Sie sich den Übungsverlauf von einer Person Ihres Vertrauens (bewusst langsam) vorlesen lassen oder den Text selbst auf Band sprechen. Üben Sie immer mit Geduld und ohne Druck!

> Sie können sich die Übungen auch von einer zweiten Person vorlesen lassen oder selbst auf Band sprechen.

Vor dem eigentlichen Übungsteil gibt es zwei Anleitungen zur richtigen, yogischen Atmung und eine gestische Grundhaltung, die jede Übungssequenz eröffnen und abschließen kann, dies ist jedoch lediglich eine Anregung. Wenn Ihnen die Grußhaltung nicht behagt, führen Sie die Übungen ohne diese symbolische Geste durch.

Im ersten, aus zwölf Übungseinheiten aufgebauten Praxiskomplex A sind dynamische Bewegungsabläufe dargestellt, die sich eher für den Morgen oder für den Tagesverlauf eignen, da sie eher eine aufwärmende und anregende Wirkung haben.

Der zweite, aus sechs Übungseinheiten bestehende Praxiskomplex B setzt sich aus Balance- und Gleichgewichtsübungen zusammen. In einer Zeit vielgestaltiger Anforderungen, häufig wechselnder Einflüsse und wiederkehrender Stresssituationen ist es wichtig, für einen Ausgleich zu sorgen und sowohl ein inneres als auch ein äußeres Gleichgewicht herzustellen. Diesbezüglich sind die Gleichgewichtsübungen des Yoga von beachtlichem Wert.

INFO Körperliche und geistige Balance

Das Üben und Halten des physischen Gleichgewichts wirkt auch auf Ihre geistige Verfassung und diese wiederum wirkt auf Ihre Körperhaltung. Diese Wechselbeziehung ist Grundlage der psychosomatischen Medizin und eine wesentliche Erkenntnis des klassischen Yoga.

Grundhaltungen des Yoga

Die Grundhaltungen (*âsanas*) des Yoga lassen sich in deutlich voneinander zu unterscheidende Gruppen einteilen:
- Standhaltungen
- Sitzhaltungen
- Umkehrhaltungen
- Haltungen im Liegen

Auf die Bewegungsrichtungen der Wirbelsäule bezogen, gliedern sich die Übungen in:
- Vorbeugen
- Rückbeugen
- Seitbeugen nach links und rechts
- Drehungen nach links und rechts
- Ausdehnung (Extension)
- Zusammenziehen (Intension)

Der dritte, wiederum zwölf Übungseinheiten enthaltende Praxiskomplex C besteht aus statischen Haltungen und erfüllt weitgehend die eigentliche Bedeutung des Wortes „Haltung". Der Ausspruch „Haltung bewahren" beinhaltet zwei wichtige Aspekte der *âsana*-Praxis: Der erste Aspekt ist der Impuls der Aufrichtung. Sich aufzurichten ist nahezu gleichbedeutend mit „Haltung annehmen" oder „Haltung bewahren".

Der zweite Aspekt ist, Ruhe zu bewahren. Dies prägt die zwölf insbesondere für die Abendstunden geeigneten statischen Übungen. Sie transformieren die Anspannung(en) und reale wie potenzielle Überspanntheit in Entspannung.

Bitte bedenken Sie beim Üben immer: Es muss nicht immer der Lotossitz sein und auch kein Kopfstand!

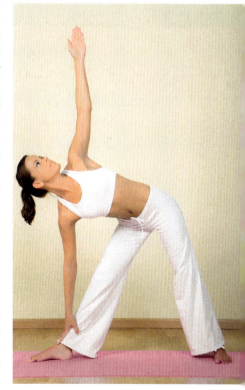

Die Art des Übens

Üben Sie stets mit Liebe, Respekt und Verstand. Eine der wichtigen ethischen Grundlagen des Yoga heißt *ahimsa*, was so viel wie umfassende Gewaltlosigkeit bedeutet. Dies bezieht sich auch auf die Art des Übens. Erzwingen Sie nichts.

Yoga-Übungen für Einsteiger

Machen Sie sich beim Üben Ihre körperlichen und geistigen Empfindungen bewusst.

Ein gewisses Maß an Anstrengung ist schon nötig, aber dies sollte nicht von Ehrgeiz und äußeren, formellen Vorstellungen geprägt sein. Achten Sie besonders in den Pausen und auch nach Ihrem gesamten Übungszyklus auf die inneren Prozesse, die ausgelöst werden. Die Frage „Was bewegt mich?" sollte nicht nur auf die physischen Vorgänge bezogen werden, sondern auch auf die geistigen, emotionalen und seelischen Regungen. Ein namhafter Journalist beschrieb in einer großen deutschen Wochenzeitung seine heilsamen Erfahrungen mit Yoga. In diesem Artikel verglich er die Yogapraxis mit dem Zähneputzen.

„Macht es Sinn, sich Sonntagnachmittag 40 Minuten lang die Zähne zu putzen und in der Woche dann nicht?", fragte er die Leser. Ein treffender Vergleich. Er verdeutlicht zwei wichtige Punkte:

1. Es kommt auf die Praxis an, weniger auf die Theorie. Die Lektüre erspart und ersetzt nicht die praktische Anwendung. Auf zehn Prozent Theorie sollten 90 Prozent Praxis folgen. Nach fünf Minuten Lektüre 45 Minuten praktische Übungen.
2. Auch wenn die Übungseinheit kurz ist, so ist sie dem nur gelegentlichen Üben eindeutig vorzuziehen. Jeden Tag eine kleine Sequenz ist um vieles besser als ein Mammutprogramm jeden zweiten Sonntag. Üben Sie regelmäßig. Wie die Axt im Haus so manchen Zimmermann erspart, lässt sich sagen, dass die regelmäßige Yogapraxis zu Hause Ihnen so manchen Arztbesuch ersparen kann.

TIPP: Leitlinien für eine richtige Übungspraxis

- *Besser bewusst und konzentriert als nebenher (wenn im Hintergrund das Radio oder der Fernseher läuft oder der Rest der Familie ein Gesellschaftsspiel spielt)*
- *Besser im Einklang mit der Atmung als unabhängig davon*
- *Besser ohne Ehrgeiz als leistungsorientiert und von Äußerlichkeiten geleitet*
- *Besser mit leerem Magen als gut gefüllt*
- *Besser oft und regelmäßig als gelegentlich und viel*
- *Besser ungestört und unbeobachtet als in aller Öffentlichkeit und als Selbstdarstellung*
- *Besser dem Hohlkreuz entgegenwirken als dieses zu verstärken*
- *Besser dem Rundrücken entgegenwirken als diesen zu verstärken*
- *Besser vor jeder Bewegung das Becken und die Wirbelsäule aufrichten*
- *Besser den Nacken lang lassen als den Kopf in den Nacken legen*

Der Einstieg – die yogische Atmung

Im Allgemeinen atmen wir eher flach und allzu oft ist es nur eine Brustatmung. Lediglich in besonderen Situationen, bei einem Schreck oder einer Verärgerung, vertiefen wir für kurze Zeit unseren Atemrhythmus. Im Yoga wird bewusst tief geatmet und dabei sowohl der Brustkorb wie auch der Bauch geweitet. Das vertiefte Atmen bringt mehr Sauerstoff in den Körper. Auch das behutsame Einziehen der Bauchdecke am Ende der Ausatmung fördert diesen Prozess. Während des Einatmens wird der Körper geöffnet und ausgedehnt. Während des Ausatmens zieht sich der Körper zusammen. Sie können dies gestisch begleiten, indem Sie während des Einatmens die Handflächen nach oben drehen und die Hände öffnen und während des Ausatmens die Handflächen nach unten nehmen und die Hände schließen. Bevor Sie mit der beschriebenen Übung beginnen, legen Sie eine Hand auf den Brustkorb und die andere Hand auf den Bauch. Beobachten Sie, wie Sie atmen. Belassen Sie es beim Beobachten.

Die yogische Atmung ist tief und bewusst.

Die Übung

- Setzen Sie sich aufrecht auf die vordere Sitzfläche eines Stuhls. Ihre Hände ruhen locker auf den Oberschenkeln. Heben Sie das Brustbein und lassen Sie die Schultern sinken. Nehmen Sie Ihre Atmung wahr. Achten Sie darauf, wie die Luft durch die Nase einströmt und wie sie wieder herausströmt.
- Legen Sie eine Hand mit gespreizten Fingern auf den Brustkorb, die andere Hand auf den Bauch.
- Atmen Sie tief ein und füllen Sie den Brustkorb, dann den Bauch.
- Atmen Sie tief aus und lassen Sie zunächst die Bauchdecke, dann den Brustkorb sinken.
- Wiederholen Sie diese Atemzüge etwa neunmal. Nach dieser bewusst vertieften (yogischen) Atmung lassen Sie die Hände wiederum auf den Oberschenkeln ruhen und atmen normal.

TIPP

Die richtige Atmung

- *Atmen Sie in den Bauch oder mehr in den Brustkorb?*
- *Ist Ihre Atmung heftig oder fein?*
- *Atmen Sie tief oder eher flach und oberflächlich?*
- *Ist Ihre Atmung unstet oder gleichmäßig?*
- *Atmen Sie auch in die Körperseiten und in den Rücken?*
- *Ist die Phase des Einatmens ebenso lang wie die des Ausatmens?*

Variation

Sie können diese Übung auch im Liegen durchführen.
- Legen Sie sich dazu auf den Rücken und stellen Sie Ihre Beine vor dem Gesäß hüftbreit auf.
- Legen Sie die Hände wie in der Sitzposition auf Bauch und Brustkorb.
- Sobald Sie mit dieser Übung etwas vertraut sind, achten Sie darauf, wie sich Ihr Herzschlag während der yogischen Atmung verändert.
- Versuchen Sie, nach dem jeweiligen Ein- und Ausatmen die kurze Atempause wahrzunehmen und in einem zweiten Schritt diese Pause um jeweils eine Sekunde zu verlängern. Gehen Sie vorerst nicht über zwei oder drei Sekunden hinaus.

Der indische Gruß als Geste und Grundhaltung

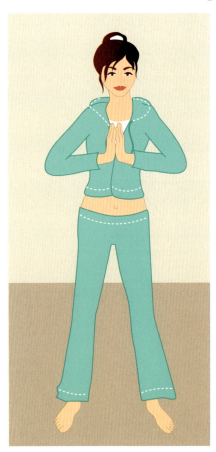

Die in Indien übliche Begrüßung *Namasté* (oder auch *Namaskâr*) mit den vor der Brust zusammengelegten Händen ist ein Ausdruck des Respekts.

Diese Geste ist Bestandteil einiger klassischer Yogaübungsreihen wie dem Sonnengruß (*Sûrya Namaskâr*) und gehört zudem zum gestischen Repertoire des indischen Tanzes; dort heißt diese Haltung *Anjali* und bedeutet ebenfalls „Begrüßung".

Mit dieser Grußhaltung wird zugleich ein Kreis geschlossen und zum Ausdruck gebracht, dass sich die Achtsamkeit auf einen selbst bezieht. Das Aktionsfeld ist geschlossen, ich respektiere mein Gegenüber bzw. bringe dem, was Gegenstand meiner Betrachtung ist, Respekt und Achtung entgegen.

Im Kontext der Yogapraxis kann sich diese Geste auch auf das folgende Tun beziehen und bedeuten, dass die Übungen eine Herzensangelegenheit sind. Von daher ist es ratsam, die Übungen stets mit diesem Zeichen des Respekts zu beginnen und zu beschließen.

Bei den Übungen, bei denen es sich besonders empfiehlt oder gut zum Übungsablauf passt, wird jeweils gesondert darauf hingewiesen.

Die Übung
- Stellen oder setzen Sie sich bequem hin.
- Richten Sie Ihren Oberkörper entlang der Wirbelsäule auf.
- Heben Sie das Brustbein. Lassen Sie die Schultern nach hinten und unten sinken.
- Legen Sie die Handflächen vor dem Brustbein aneinander. Die Finger zeigen nach oben, die Daumen berühren das Brustbein.
- Einatmend heben Sie etwas den Kopf und drücken die Handflächen kräftig aufeinander.
- Lassen Sie die Schultern nach unten sinken.
- Ausatmend neigen Sie den Kopf nach vorne und vermindern den Druck auf die Handflächen.
- Wiederholen Sie dies einige Atemzüge lang.
- Schließen Sie die Augen und verweilen Sie einige Augenblicke in dieser Haltung.
- Was drückt diese Geste für Sie persönlich aus?

Variation
- Legen Sie – wie zuvor – die Handflächen vor dem Brustbein aneinander. Lassen Sie die Schultern entspannt nach unten und hinten sinken.
- Ausatmend neigen Sie etwas den Kopf nach vorn und drücken die Handflächen fest aufeinander.
- Einatmend heben Sie den Kopf sowie die zusammenliegenden Hände, bis die Daumenspitzen die Stelle zwischen den Augenbrauen berühren.
- Ausatmend senken Sie die aufeinanderliegenden Hände wieder zum Brustbein.
- Wiederholen Sie dies einige Atemzüge lang.
- Lassen Sie die Arme und Schultern sinken und spüren Sie nach.

Praxisteil A – dynamische Übungen für den Tag

Die in diesem Kapitel zusammengefassten Übungen sind sogenannte *karana*, das sind Kombinationen und Bewegungsfolgen von *âsanas*. Diese werden mehrfach wiederholt und mit einer bewussten Atemführung verbunden.

INFO Der Sonnengruß

Das bekannteste karana *ist der Sonnengruß* (sûrya namaskâr). *Er wurde hier nicht aufgenommen, da er sich durch den komplexen Ablauf für Einsteiger nur bedingt eignet und zudem besser unter fachlich kompetenter Anleitung erlernt wird. Einzelne Sequenzen des klassischen Sonnengrußes wie die „Vorbeuge im Stand" oder „Der nach unten schauende Hund" finden sich auch in diesem Buch. Sie wurden mit anderen, für Einsteiger geeigneten Haltungen kombiniert.*

Eine dynamische Art des Übens eignet sich als Vorbereitung auf das Einnehmen und Halten von Positionen sowie für das allgemeine Aufwärmen und in Schwung kommen und ist daher eher für die Praxis während des Tages geeignet. Bei allen hier aufgeführten Übungsfolgen empfiehlt es sich, die Augen geöffnet zu lassen. Am besten wäre es, gegenüber einer neutralen Wand zu üben oder den Blick auf einen Punkt etwa zwei Meter vor sich auf den Boden zu richten.

A-1. Armbewegungen im aufrechten Stand (*tadâsana*)

Der aufrechte Stand ist eine Grundhaltung. Zudem ist diese sogenannte Bergposition eine Ausgangsbasis für andere Haltungen. Es sollen eine aufrechte Haltung und Standfestigkeit erzielt werden. Diese Übung wird auch *samasthiti* genannt, womit zum Ausdruck gebracht wird, dass die Aufmerksamkeit in allen Teilen des Körpers zugleich sein soll. Das Heben der Arme ist eine Lockerungs- und Beweglichkeitsübung. Die Bewegungen im Stand tragen zusätzlich zur Standfestigkeit und zur Schulung des Gefühls für das eigene Gleichgewicht bei.

> Die Bergposition ist eine Ausgangsbasis für viele andere Haltungen.

Worauf ist zu achten?
- Ihre Füße sollten parallel stehen.
- Beide Füße und beide Beine sind gleichermaßen zu belasten.
- Nach dem Aufrichten die Schultern nochmals entspannt nach hinten und unten sinken lassen.

Was bewirkt die Übung?
- Der aufrechte Stand fördert die Standfestigkeit, das Stehvermögen und verfeinert den Gleichgewichtssinn. Es handelt sich um eine leichte, aber wirksame Schulung der Konzentration und Selbstbeobachtung.
- Die Standhaltung und die Bewegungen darin kräftigen die Beine und die Fußgelenke.

Praxisteil A – Dynamische Übungen für den Tag

Das Heben und Senken der Arme sorgt für mehr Stabilität allgemein und mehr Flexibilität im Schulter- und Nackenbereich.

> **TIPP**
>
> **Klassische Bergposition**
>
> *Wenn Sie in dieser Haltung stabil und bequem stehen, können Sie die Füße auch direkt nebeneinander stellen, sodass sich die Innenseiten der Füße berühren. Dies wäre die klassische Bergposition.*

Die Übung

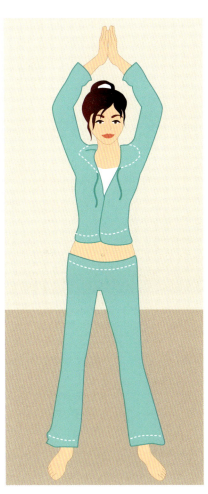

- Stellen Sie sich aufrecht hin, die Füße stehen hüftbreit auseinander, sodass zwischen beiden Füßen eine Fußlänge Platz ist. Nehmen Sie den Stand Ihres Beckens wahr. Richten Sie das Becken auf, indem Sie es nach vorn kippen und die Beckenbodenmuskulatur kontrahieren. Der untere Rücken sollte lang, also nicht im Hohlkreuz sein. Heben Sie einatmend das Brustbein. Lassen Sie ausatmend die Schultern entspannt nach unten und etwas nach hinten sinken.
- Heben Sie den Kopf in der Verlängerung der Wirbelsäulenachse. Wachsen Sie von der Mitte der Fußsohlen über das aufgerichtete Becken und die Wirbelsäule hinauf bis zum Scheitelpunkt und darüber hinaus.
- Ausatmend legen Sie die Handflächen vor dem Brustbein aneinander.
- Einatmend strecken Sie die aufeinanderliegenden Hände und die Arme nach oben. Die Innenseiten der Oberarme berühren die Ohren. Die Handflächen bleiben in Kontakt.
- Ausatmend lösen Sie die Handflächen voneinander und senken seitwärts die Arme. Drehen Sie in der Bewegung die Handflächen nach vorn und am Ende der Bewegung nach unten. Lassen Sie auch die Schultern bewusst sinken.
- In dem Augenblick der Atempause – zwischen dem vorangegangenen Ausatmen und dem erneuten Einatmen – legen Sie die Handflächen wiederum vor dem Brustbein aneinander.

Yoga für Senioren

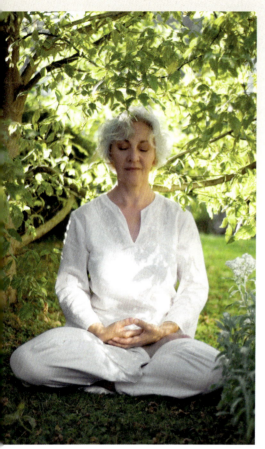

Yoga ist für alle da. Auch in der zweiten Lebenshälfte ist der Einstieg noch möglich. Viele Senioren sind überrascht, wie beweglich sie noch sind und – besonders durch Yoga werden können. Auf sanfte Art wird der ganze Körper trainiert und fit gehalten. Außerdem sorgen die meditativen Einheiten für einen entspannten Geist und einen freien Kopf.

Mehr Beweglichkeit im Alter

Yoga mobilisiert die Gelenke, regt den Kreislauf und die Verdauung an und kräftigt die Muskulatur. Dadurch wird die Beweglichkeit gefördert und einer Vielzahl von altersbedingten Erkrankungen wie Arthritis, Bluthochdruck, Rheuma, Rücken- und Verdauungsproblemen vorgebeugt und entgegengewirkt. Denn auch wer bereits unter körperlichen Gebrechen zu leiden hat, kann Yoga praktizieren. Lassen Sie sich am besten von einem erfahrenen Yogalehrer beraten – er wird Ihnen zeigen, was noch möglich ist und wo Ihre Grenzen sind.

Vitalität und Lebensfreude

Die ganzheitliche Yoga-Methode vereint u.a. die körperliche Übungspraxis mit speziellen Atemtechniken und Entspannungseinheiten. Durch Yoga tanken Körper und Geist neue Energie. Körperliches Wohlbefinden und eine entspannte Psyche sorgen für mehr Lebensfreude, Vitalität und Gelassenheit im Alltag. Viele Übungen fördern die Konzentrationsfähigkeit – das hält frisch und klar im Kopf. Dies bewirken beispielsweise Balance-Übungen in Praxisteil B dieses Buches (s. ab S. 63) wie die „Stand-Waage" (s. S. 69, 71 f.) oder der „Baum" (s. S. 67).

Kurse für Senioren

Mittlerweile gibt es eine Vielzahl von Kursen extra für Senioren. Die Yogalehrer und -lehrerinnen gehen stets auf die individuellen Bedürfnisse der Teilnehmer ein, je nachdem, wie fit diese sind. Gerade auch für körperlich eingeschränkte Personen hat Yoga sich bewährt. Informieren lohnt sich!

- Einatmend heben Sie die aufeinanderliegenden Hände und die Arme nach oben. Die Innenseiten der Oberarme berühren die Ohren. Die Handflächen bleiben dabei in Kontakt.
- Ausatmend lösen Sie die Handflächen voneinander und senken seitwärts die Arme.
- Drehen Sie in der Bewegung die Handflächen nach vorn und am Ende der Bewegung nach unten.
- Lassen Sie auch die Schultern bewusst sinken.
- Setzen Sie diese Bewegungsfolge fort. Achten Sie darauf, dass Ihre Schultern entspannt bleiben. Variieren Sie das Tempo der Bewegungen.
- Sobald Sie diese Übung beendet haben, verweilen Sie einige Augenblicke im aufrechten Stand und spüren Sie den Bewegungen und ihren Wirkungen nach.
- Schließen Sie dazu möglichst die Augen. Konzentrieren Sie sich auf die Vorgänge und Empfindungen in Ihrem Körper. Beachten Sie insbesondere jene Körperregionen, die während dieser Übung besonders beansprucht wurden.

A-2. Mobilisierung der Wirbelsäule

Wenn es um Flexibilität als Ausdruck von Gesundheit und Jugendlichkeit geht, ist damit sowohl die geistige Beweglichkeit als auch der körperliche Bewegungsradius gemeint. Die Wirbelsäule als Achse des Körpers, Sitz von Rückenmark und Nervenenden sowie Träger des Kopfes, der Arme und des Rumpfes nimmt dabei eine zentrale Stellung ein. Die Wirbelsäule beweglich zu halten, kommt letztlich dem ganzen Körper und auch dem Geist zugute.

Die Wirbelsäule ist die Achse des Körpers.

Worauf ist zu achten?
- Die Beine sollten angebeugt und die Knie nach vorn ausgerichtet bleiben.
- Sie dürfen eine optimale Vorbeuge nicht erzwingen.
- Ihr oberer Rücken soll nicht zu sehr gerundet werden. Es ist ganz und gar unwichtig, mit der Nasenspitze oder dem ganzen Gesicht an oder gar zwischen die Beine zu kommen. Dies ist kein Crashkurs für Akrobaten!

Was bewirkt die Übung?
- Mobilisierung der Wirbelsäule, d. h. der Oberkörper wird beweglicher.
- Der Kreislauf wird angeregt, der Körper erwärmt.
- Die Nackenmuskulatur wird entspannt.

Yoga-Übungen für Einsteiger

> **TIPP** **Kleine Hilfen**
>
> *Sollten Sie Mühe bei der Vorbeuge haben, können Sie Ihre Hände auch auf einem Tisch oder der Sitzfläche eines Stuhls abstützen. Wenn Sie in der Hocke keinen Halt finden, können Sie Ihre Hände bzw. die Fingerspitzen auch auf dem Boden aufstützen.*

Die Übung

- Kommen Sie in einen aufrechten Stand. Stellen Sie die Füße parallel zueinander und hüftbreit auseinander. Richten Sie das Becken auf. Heben Sie einatmend den Brustkorb. Lassen Sie ausatmend die Schultern entspannt nach unten und etwas nach hinten sinken.
- Heben Sie den Kopf in der Verlängerung der Wirbelsäulenachse. Wachsen Sie von der Mitte der Fußsohlen über das aufgerichtete Becken und die Wirbelsäule hinauf bis zum Scheitelpunkt und darüber hinaus.
- Einatmend heben Sie die Arme nach vorn und weiter nach oben.
- Ausatmend beugen Sie die Knie und den Oberkörper aus der Hüfte heraus nach vorn, bis die Fingerspitzen oder die Handflächen den Boden berühren.
- Einatmend richten Sie den Oberkörper so weit auf, dass er sich parallel zum Boden befindet. Strecken Sie beide Arme in Schulterhöhe zur Seite (Flieger).
- Ausatmend beugen Sie die Knie und kommen in die Hocke. Nehmen Sie die Hände vor der Brust in die Grußhaltung.

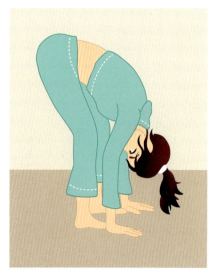
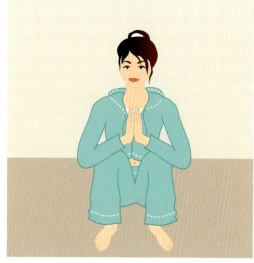

- Einatmend führen Sie in der Hocke die Arme nach hinten und kommen mit Schwung und gebeugten Beinen in den Stand. Strecken Sie die Arme über den Kopf.
- Ausatmend senken Sie die Arme langsam seitwärts ab.
- Verweilen Sie einige Augenblicke im aufrechten Stand und spüren Sie den Bewegungen und ihren Wirkungen nach. Schließen Sie dazu möglichst die Augen. Konzentrieren Sie sich auf die Vorgänge und Empfindungen in Ihrem Körper. Beachten Sie insbesondere jene Körperregionen, die während dieser Übung besonders beansprucht wurden.
- Wiederholen Sie den gesamten Zyklus mehrere Male.

> Konzentrieren Sie sich auf die Empfindungen in Ihrem Körper.

A-3. Vier Bewegungen der Wirbelsäule

Auch diese Bewegungsfolge dient der Flexibilität und damit auch der Stabilität der tragenden Körperachse, die aus der Sicht des Yoga zugleich die zentrale Energieachse ist. Diese Achse flexibel zu halten und das ungehinderte Fließen der Energie zu gewährleisten, ist Sinn (nicht nur) dieser Übungen.

Als Bewegungsrichtungen kommen jetzt die Bewegungen zur linken und zur rechten Seite sowie die Drehung um die eigene Achse nach links und rechts hinzu.

Worauf ist zu achten?
- Bei den Dehnungen zur Seite sollten Sie mit den Beinen und dem Becken fest bleiben. Verlagern Sie das Gewicht auf das rechte Bein, wenn Sie sich zur rechten Seite dehnen und auf das linke Bein, wenn Sie sich zur linken Seite dehnen.
- Richten Sie vor den jeweiligen Drehungen die Wirbelsäule auf.

Was bewirkt die Übung?
- Die Wirbelsäule wird mobilisiert, d. h. der Oberkörper wird beweglicher.
- Die Muskulatur an den Seiten des Rumpfes wird gestrafft.
- Verspannungen und Blockaden werden aufgelöst und somit abgebaut.

TIPP

Leichte Varianten

Eine vereinfachte Variante bei den Seitbeugen wäre mit jeweils einem Arm möglich, wenn Sie sich nach rechts dehnen mit dem linken Arm, wenn Sie sich nach links dehnen mit dem rechten Arm. Eine vereinfachte Variante bei der Drehung: Setzen Sie die Hände links und rechts an den Hüften auf.

Yoga-Übungen für Einsteiger

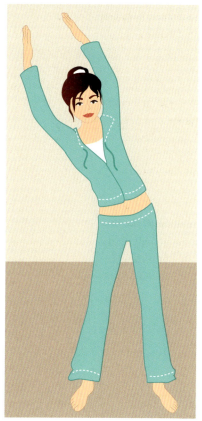
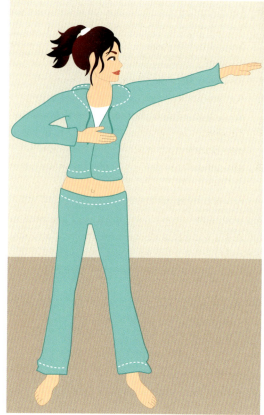

Die Übung
- Kommen Sie in den aufrechten Stand. Stellen Sie die Füße parallel zueinander und hüftbreit auseinander. Richten Sie das Becken auf. Heben Sie einatmend das Brustbein. Lassen Sie ausatmend die Schultern entspannt nach unten und etwas nach hinten sinken.
- Heben Sie den Kopf in der Verlängerung der Wirbelsäulenachse. Wachsen Sie von der Mitte der Fußsohlen über das aufgerichtete Becken und die Wirbelsäule hinauf bis zum Scheitelpunkt und darüber hinaus.
- Einatmend heben Sie die Arme nach vorn und weiter nach oben. Drehen Sie die Handflächen zueinander.
- Ausatmend dehnen Sie den Oberkörper aus der Hüfte heraus zur rechten Seite. Verlagern Sie das Körpergewicht etwas auf den rechten Fuß. Achten Sie darauf, dass das Becken nicht in die entgegengesetzte Richtung ausweicht.
- Einatmend richten Sie den Oberkörper auf.

- Ausatmend dehnen Sie den Oberkörper aus der Hüfte heraus zur linken Seite. Verlagern Sie das Körpergewicht etwas auf den linken Fuß. Achten Sie darauf, dass das Becken nicht in die entgegengesetzte Richtung ausweicht.
- Einatmend richten Sie den Oberkörper auf.
- Ausatmend senken Sie die Arme in Schulterhöhe zur Seite. Drehen Sie die Hände so, dass die Handflächen nach vorn zeigen.
- Einatmend winkeln Sie den linken Arm an und führen die linke Hand zum Brustkorb.
- Ausatmend drehen Sie sich von der Hüfte beginnend nach rechts, wobei das Becken nach vorn ausgerichtet bleiben sollte. Der Blick folgt der rechten Hand.
- Einatmend drehen Sie sich zurück zur Mitte. Führen Sie den linken Arm zur Seite und den rechten Arm winkeln Sie an und führen die rechte Hand zum Brustkorb.
- Ausatmend drehen Sie sich von der Hüfte beginnend nach links, wobei das Becken nach vorn ausgerichtet bleiben sollte. Der Blick folgt der linken Hand.
- Einatmend drehen Sie sich zur Mitte zurück, beide Arme sind auf Schulterhöhe zur Seite ausgestreckt.
- Ausatmend senken Sie seitwärts die Arme.
- Einatmend legen Sie die Handflächen vor der Brust zur Grußhaltung *Namaskâr* zusammen.
- Verweilen Sie einige Augenblicke in dieser Haltung. Spüren Sie den Bewegungen und ihren Wirkungen nach. Schließen Sie dazu möglichst die Augen. Konzentrieren Sie sich ganz auf die Vorgänge und Empfindungen in Ihrem Körper. Beachten Sie insbesondere jene Körperregionen, die während dieser Übung besonders beansprucht wurden.
- Wiederholen Sie den gesamten Zyklus mehrere Male.

A-4. Die gedrehte Dreiecksposition (*parivritta trikonâsana*)

Bei dieser Standhaltung werden die Beine weit gegrätscht. Da sowohl die Beine an sich als auch der Rumpf mit den Armen und Beinen die Form von Dreiecken bildet, nennt man sie „Dreieckshaltung" (*trikon* = Dreieck). Es gibt mehrere Variationen davon. Diese hier erhält den Zusatz „gedreht", da der Rumpf in dieser Haltung nach links bzw. nach rechts gedreht wird.

Bei dieser Haltung wird mit den Armen und Beinen ein Dreieck gebildet.

Worauf ist zu achten?

- Sie sollten vor jeder Drehung aufgewärmt und die Wirbelsäule aufgerichtet sein.
- Sie dürfen Ihren Kopf nicht „verdrehen".

- Achten Sie auf einen langen Nacken. Dies bedeutet, den Kopf nicht zu weit nach hinten zu nehmen bzw. die Halswirbelsäule nicht zu stauchen.

> **TIPP — Verschnaufpause**
>
> *Sollte Sie diese Übung zu sehr ermüden oder anstrengen, nehmen Sie in und nach jedem Bewegungsvorgang einen Zwischenatem. Einfachere Variante: Anstatt einen Arm gerade nach oben zu strecken, können Sie den Handrücken auf das Kreuzbein respektive den unteren Rücken legen.*

Was bewirkt die Übung?
- Die Muskulatur der Beine und Hüften wird gekräftigt.
- Die untere Wirbelsäule wird gedehnt und entlastet.
- Die Körperseiten werden gedehnt und die Atmung dorthin angeregt.
- Der Gleichgewichtssinn wird geschult und verbessert.
- Der Kreislauf wird angeregt.

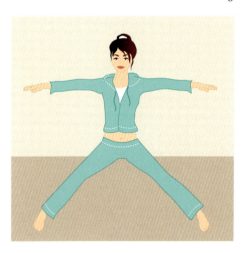
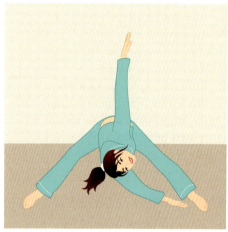

Die Übung
- Kommen Sie in den aufrechten Stand. Stellen Sie die Füße parallel zueinander und hüftbreit auseinander. Richten Sie das Becken auf. Heben Sie einatmend das Brustbein. Lassen Sie ausatmend die Schultern entspannt nach unten sinken.
- Heben Sie den Kopf in der Verlängerung der Wirbelsäulenachse. Wachsen Sie von der Mitte der Fußsohlen über das aufgerichtete Becken und die Wirbelsäule hinauf bis zum Scheitelpunkt und darüber hinaus.

Praxisteil A – Dynamische Übungen für den Tag

- Ausatmend setzen Sie den rechten Fuß mehr als einen Meter nach rechts.
- Einatmend heben Sie die Arme zur Seite bis auf Schulterhöhe.
- Ausatmend beugen Sie den Oberkörper nach vorne, führen die linke Hand in einem weiten Bogen zum rechten Fußgelenk oder Schienbein, wodurch auch der Rumpf nach rechts dreht.
- Einatmend heben Sie den rechten Arm nach oben in die Senkrechte und schauen Sie zur rechten, erhobenen Hand.
- Atmen Sie aus.
- Einatmend drehen Sie den Oberkörper zurück zur Mitte und richten Sie ihn auf. Strecken Sie die Arme in Schulterhöhe zur Seite.
- Atmen Sie aus und atmen Sie ein.
- Ausatmend beugen Sie den Oberkörper nach vorn, führen die rechte Hand in weitem Bogen zum linken Fußgelenk oder Schienbein, wodurch der Rumpf nach links dreht.
- Einatmend heben Sie den linken Arm nach oben in die Senkrechte und schauen Sie zur linken, erhobenen Hand.
- Atmen Sie aus.
- Einatmend drehen Sie den Oberkörper zurück zur Mitte und richten sich auf.
- Ausatmend nehmen Sie den rechten Fuß zurück, sodass die Füße hüftbreit auseinander stehen.
- Spüren Sie den Bewegungen und ihren Wirkungen mehrere Atemzüge lang nach. Schließen Sie dazu möglichst die Augen. Konzentrieren Sie sich auf die Vorgänge und Empfindungen in Ihrem Körper. Beachten Sie insbesondere jene Körperregionen, die während dieser Übung besonders beansprucht wurden.
- Wiederholen Sie diese Übung jeweils beginnend von der Ausgangsposition nach links und nach rechts.

Mit dieser Übung wird u. a. der Gleichgewichtssinn geschult.

A-5. Kämpfer 1 (*vîrabhadrâsana*)

Gerüstet in den Tag! Unter diesem Aspekt ist diese Übung gerade für den Tagesbeginn auch von ihrem symbolischen Gehalt her gut geeignet.

INFO

Wortbedeutung

Das Sanskritwort vîra heißt wörtlich übersetzt „Held" oder „Mann" oder „Gatte"; bhadra bedeutet „gut", „erfreulich" und „Glück bringend". Im übertragenen Sinne stellt diese Übung die positiven Aspekte des Kampfes dar, nämlich sich Herausforderungen zu stellen.

Worauf ist zu achten?
- Die Füße nicht in einer Linie, sondern hüftbreit versetzen.
- Beide Seiten der Hüfte sollten sich auf einer Höhe befinden.
- Das Becken aufgerichtet lassen.
- Das Brustbein und den Brustkorb heben und die Schultern zugleich entspannt nach unten sinken lassen.

Was bewirkt die Übung?
- Die Standfestigkeit wird verbessert.
- Die Muskulatur der Füße und Beine wird gekräftigt.
- Das Selbstbewusstsein wird entwickelt.

Gibt es Alternativen?
- Sollte Sie die Übung zu sehr anstrengen oder ermüden, so kommen Sie nach dem Einnehmen des „Kämpfers" einatmend in die Ausgangshaltung zurück.
- Eine andere Armhaltung: Nehmen Sie die Arme auf Schulterhöhe zur Seite, und winkeln Sie die Unterarme an, sodass diese nach oben gerichtet sind.

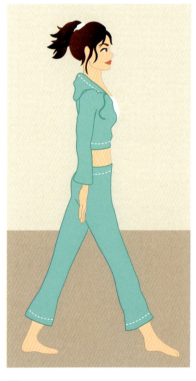
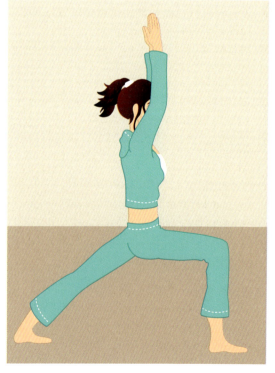

Die Übung

- Kommen Sie in den aufrechten Stand. Stellen Sie die Füße parallel zueinander und hüftbreit auseinander.
- Richten Sie das Becken auf.
- Heben Sie einatmend das Brustbein. Lassen Sie ausatmend die Schultern entspannt nach unten und etwas nach hinten sinken.
- Heben Sie den Kopf in der Verlängerung der Wirbelsäulenachse. Wachsen Sie von der Mitte der fest in den Boden verankerten Fußsohlen über das aufgerichtete Becken und die Wirbelsäule hinauf bis zum Scheitelpunkt und darüber hinaus.
- Einatmend heben Sie den Brustkorb und den rechten Fuß.
- Ausatmend setzen Sie den rechten Fuß etwa einen Meter nach vorn.
- Einatmend heben Sie die Arme nach vorne und weiter nach oben. Beugen Sie das rechte Knie so weit, dass es sich senkrecht über dem Fußgelenk befindet.
- Ausatmend drehen Sie die Hände, sodass die Handflächen einander zugewandt sind.
- Halten Sie diese Position mehrere Atemzüge.
- Ausatmend strecken Sie das rechte Bein wieder und senken die Arme seitwärts ab.
- Einatmend nehmen Sie das rechte Bein zurück in die Ausgangshaltung.
- Ausatmend nehmen Sie die Hände vor dem Brustkorb in die Grußhaltung.
- Atmen Sie ein und atmen Sie aus.
- Wiederholen Sie diese Übung mit dem linken Fuß.
- Ausatmend nehmen Sie die Hände vor dem Brustkorb in die Grußhaltung.
- Lassen Sie die Arme sinken und spüren Sie den Bewegungen und ihren Wirkungen nach. Schließen Sie dazu möglichst die Augen. Konzentrieren Sie sich auf die Vorgänge und Empfindungen in Ihrem Körper. Beachten Sie insbesondere jene Körperregionen, die während dieser Übung beansprucht wurden.
- Wiederholen Sie die Übung jeweils mit dem rechten und dem linken Bein.

Diese Übung sorgt für eine bessere Standfestigkeit.

A-6. Kämpfer II (*vîrabhadrâsana*)

Doppelt gerüstet in den Tag! Der Kämpfer II verstärkt die vorherige Übung und kann als Alternative zum Kämpfer I genutzt werden. Möglich ist auch ein Wechsel zwischen beiden Haltungen. Beide sind ebenso kräftigende wie kraftvolle Standhaltungen.

Worauf ist zu achten?

- Das Knie des nach vorn bewegten Beines sollte sich tatsächlich über dem Fußgelenk befinden.
- Das Becken muss aufgerichtet sein.
- Beide Seiten der Hüfte befinden sich auf gleicher Höhe.
- Das Brustbein und den Brustkorb heben und die Schultern zugleich entspannt nach unten sinken lassen.
- Beide Arme sind auf einer Höhe zu halten.

Was bewirkt die Übung?

- Die Standfestigkeit wird verbessert.
- Die Muskulatur der Füße und Beine wird gekräftigt.
- Das Selbstbewusstsein wird gestärkt.

> **TIPP** Einsteiger-Varianten
>
> *In einer leichteren Version lassen Sie beide Beine gestreckt, behalten die Armhaltung jedoch bei. Eine weitere, einfachere Alternative kann darin bestehen, dass Sie den jeweils hinteren Arm nach der Dehnung nach unten absenken und die Handfläche zum Oberschenkel bringen.*

Die Übung

- Stehen Sie aufrecht, die Füße parallel zueinander und hüftbreit auseinander. Richten Sie das Becken auf. Heben Sie einatmend den Brustkorb. Lassen Sie ausatmend die Schultern entspannt sinken.

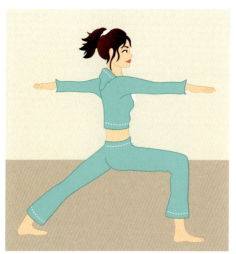

- Heben Sie den Kopf in der Verlängerung der Wirbelsäulenachse. Wachsen Sie von der Mitte der fest in den Boden verankerten Fußsohlen über das aufgerichtete Becken und die Wirbelsäule hinauf bis zum Scheitelpunkt und darüber hinaus.
- Einatmend heben Sie den rechten Fuß.
- Ausatmend setzen Sie den rechten Fuß etwa einen Meter nach vorn.
- Einatmend heben Sie die Arme nach vorn auf Schulterhöhe, drehen die Handflächen so, dass sie sich zueinander gewandt gegenüberliegen und beugen das rechte Knie so weit, dass es sich senkrecht über dem Fußgelenk befindet.

- Ausatmend führen Sie den linken Arm in einem weiten Bogen nach hinten. Beide Arme befinden sich in einer Linie.
- Der Blick geht über die nach vorn gestreckte Hand.
- Halten Sie diese Position mehrere Atemzüge lang. Achten Sie darauf, dass der hintere Arm auf Schulterhöhe bleibt.
- Einatmend führen Sie den linken Arm nach vorn.
- Ausatmend drehen Sie die Hände mit den Handflächen nach unten.
- Einatmend strecken Sie das rechte Bein und führen es zurück in die Ausgangshaltung.
- Ausatmend senken Sie die Arme und entspannen die Schultern.
- Wiederholen Sie diese Übung mit dem linken Bein.
- Einatmend heben Sie den Brustkorb, das Kinn und den linken Fuß.
- Ausatmend setzen Sie den linken Fuß etwa einen Meter nach vorn.
- Einatmend heben Sie die Arme nach vorn, drehen die Handflächen zueinander und beugen das linke Knie so weit, dass es sich senkrecht über dem Fußgelenk befindet.
- Ausatmend führen Sie den rechten Arm in einem weiten Bogen nach hinten. Beide Arme befinden sich in einer Linie. Achten Sie darauf, dass der hintere Arm auf Schulterhöhe bleibt.
- Halten Sie diese Position mehrere Atemzüge lang.
- Einatmend führen Sie den rechten Arm nach vorn.
- Ausatmend drehen Sie die Hände mit den Handflächen nach unten.
- Einatmend strecken Sie das linke Bein und führen es zurück in die Ausgangshaltung.
- Ausatmend senken Sie die Arme und entspannen die Schultern.
- Spüren Sie den Bewegungen und ihren Wirkungen nach. Schließen Sie dazu möglichst die Augen. Konzentrieren Sie sich dabei ganz auf die Vorgänge und Empfindungen in Ihrem Körper. Beachten Sie insbesondere jene Körperregionen, die während dieser Übung besonders beansprucht wurden.
- Wiederholen Sie diese Übung mit dem rechten und dem linken Bein.

Der „Kämpfer" wirkt sich positiv auf das Selbstbewusstsein aus.

A-7. Sich öffnen und schließen im Stand

Im primär dynamischen Übungszyklus wird nachfolgend eine weitere, letzte Standhaltung erklärt. In dieser Übung drückt sich auch ein Sichbelohnen und Selbstachten aus.

Worauf ist zu achten?
- Die Schultern sollen entspannt bleiben.
- In der Öffnung den Brustkorb heben und die Handflächen nach oben drehen.

Was bewirkt die Übung?

- Der Brustraum wird erweitert und die Atmung verbessert.
- Ein Gefühl für Offenheit und Selbstakzeptanz wird entwickelt und verstärkt.
- Die Muskulatur der Schultern und des Nackens wird gedehnt und entspannt.

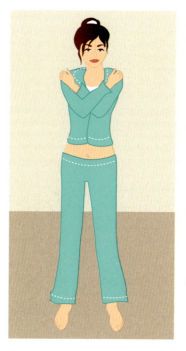

Die Übung

- Stehen Sie aufrecht mit aufgerichtetem Becken, die Füße sind parallel zueinander und hüftbreit auseinander. Heben Sie einatmend das Brustbein. Lassen Sie ausatmend die Schultern entspannt nach unten und etwas nach hinten sinken.
- Heben Sie den Kopf in der Verlängerung der Wirbelsäulenachse. Wachsen Sie von der Mitte der fest in den Boden verankerten Fußsohlen über das aufgerichtete Becken und die Wirbelsäule hinauf bis zum Scheitelpunkt und darüber hinaus.
- Einatmend heben Sie die Arme nach vorn und führen den rechten Arm nach rechts und den linken Arm nach links in Schulterhöhe. Drehen Sie die Handinnenflächen nach vorn.
- Ausatmend führen Sie beide Arme nach vorn und über Kreuz. Legen Sie die Hände auf die gegenüberliegende Schulter: Umarmen sie sich selbst – rechte Hand auf die linke Schulter, linke Hand auf die rechte Schulter.
- Verweilen Sie einige Atemzüge in dieser Haltung.
- Einatmend lösen Sie die Hände von den Schultern und führen sie in einem weiten Bogen zur Seite auf Schulterhöhe.
- Ausatmend führen Sie beide Arme nach vorn und über Kreuz. Legen Sie die Hände auf die gegenüberliegende Schulter. Diesmal wird zuerst die linke Hand auf die rechte Schulter und dann die rechte Hand auf die linke Schulter gelegt.

> **TIPP** — **Wechselnde Ausgangspositionen**
>
> *Sie können diese Übung auch in einem aufrechten Sitz und sogar im Liegen ausführen. Auf längere Sicht ist es wohl sinnvoll, die Ausgangspositionen ab und an einmal zu wechseln.*

- Verweilen Sie einige Atemzüge in dieser Haltung.
- Einatmend lösen Sie die Hände von den Schultern und führen sie in einem weiten Bogen zur Seite auf Schulterhöhe.
- Ausatmend senken Sie beide Arme zur Seite ab. Entspannen Sie die Schultern und die Arme.
- Spüren Sie den Bewegungen und ihren Wirkungen nach. Schließen Sie dazu möglichst die Augen. Konzentrieren Sie sich auf die Vorgänge und Empfindungen in Ihrem Körper. Beachten Sie insbesondere jene Körperregionen, die während dieser Übung besonders beansprucht wurden.
- Wiederholen Sie diese Übung, wo und wann immer es Ihnen ein Bedürfnis ist.

A-8. Katze (*mârjâriâsana*)

Die Wirbelsäule in all ihren Segmenten beweglich zu halten oder beweglich zu machen, ist Sinn und Zweck dieser Übung. Bewegen Sie sich geschmeidig wie eine Katze.

Worauf ist zu achten?
- Der Nacken ist lang zu lassen. Dies bedeutet, den Kopf nicht übermäßig nach hinten zu bewegen.
- Die Schultern sollten entspannt und die Bewegungen fließend, d. h. katzenhaft sein.
- Achten Sie darauf, sich im Rhythmus der Atmung zu bewegen.

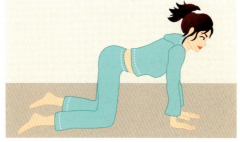

Was bewirkt die Übung?
- Die Kraft und Beweglichkeit des Rückens und des Nackens werden verbessert.
- Latent vorhandene ebenso wie akute Verspannungen werden aufgelöst.

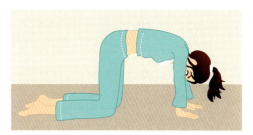

Die Übung
- Kommen Sie in den Vierfüßlerstand. Die Unterschenkel liegen parallel zueinander und flach auf dem Boden, die Füße sind nach hinten gestreckt. Setzen Sie die Hände direkt unter die Schultergelenke und die Knie unter die Hüftgelenke.

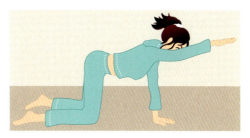

- Einatmend kippen Sie das Becken behutsam und vorsichtig nach hinten, sodass sich der Rücken sanft nach unten wölbt, bewegen das Brustbein nach vorn und heben mit langem Nacken den Kopf. Schauen Sie nach vorn.
- Ausatmend senken Sie den Kopf (schauen Sie nach unten), runden den Nacken, den oberen und unteren Rücken sowie den Lenden- und Steißbeinbereich nach oben.

> **TIPP** Alternativen
>
> *Sie können sich auch auf den Unterarmen abstützen. Möglich ist ebenso, auf das wechselnde Heben eines Armes zu verzichten und sich ganz auf die geschmeidigen Bewegungen des Rückens zu konzentrieren.*

- Einatmend kippen Sie behutsam und vorsichtig das Becken nach hinten, sodass sich der Rücken sanft nach unten wölbt, bewegen das Brustbein nach vorn, heben mit langem Nacken den Kopf und strecken den rechten Arm gerade nach vorn, sodass Ihre rechte Schulter das rechte Ohr berührt.
- Ausatmend führen Sie den nach vorn gestreckten Arm zurück, senken den Kopf (schauen Sie nach unten), runden den Nacken, den oberen und unteren Rücken sowie den Lenden- und Steißbeinbereich nach oben.
- Einatmend kippen Sie behutsam und vorsichtig das Becken nach hinten, so dass sich der Rücken sanft nach unten wölbt, bewegen das Brustbein nach vorn, heben mit langem Nacken den Kopf und strecken den linken Arm gerade nach vorn, so dass Ihre linke Schulter das linke Ohr berührt.

Horchen Sie in sich hinein und spüren Sie nach.

- Ausatmend führen Sie den nach vorn gestreckten Arm zurück, senken den Kopf (schauen Sie nach unten) und lassen das Gesäß auf die Fersen sinken. Strecken Sie die Arme nach vorn und legen Sie den Kopf mit der Stirn am Boden oder auf den übereinanderliegenden Händen oder Ihren aufeinandergestellten Fäusten ab.
- Spüren Sie den Bewegungen und ihren Wirkungen nach. Schließen Sie dazu möglichst die Augen. Konzentrieren Sie sich auf die Vorgänge und Empfindungen in Ihrem Körper. Beachten Sie insbesondere jene Körperregionen, die während dieser Übung besonders beansprucht wurden.
- Wiederholen Sie die Übung einige Male oder richten Sie sich zunächst zum Fersensitz auf, bevor Sie von vorn beginnen.

Yoga für Männer

Viele Männer denken, Yoga sei ein reiner Frauensport. Dabei waren es ursprünglich ausschließlich Männer, die Yoga praktizierten und lehrten. Und auch zahlreiche Spitzensportler haben die Übungen für sich entdeckt. Denn diese lassen sich speziell auf die männlichen Bedürfnisse abstimmen.

Mehr Ruhe im Berufsalltag

Der Alltag eines Mannes ist oftmals eher leistungsorientiert ausgerichtet – das gilt besonders im Beruf. Druck und Anspannung sind an der Tagesordnung, und im Extremfall endet eine Karriere im Burn-out. Yoga ist eine sehr effektive, gesunde und nachhaltige Methode zur Stressbewältigung. Die Meditationseinheiten in Verbindung mit den Atemübungen vermitteln die Fähigkeit, sich in einen Zustand der tiefen Ruhe und Entspannung zu versetzen. So gelingt es leichter, die innere Balance zu finden und neue Energie für den stressigen Berufsalltag zu schöpfen. Mit Gelassenheit und innerer Ruhe lassen sich die Aufgaben im Job souverän meistern.

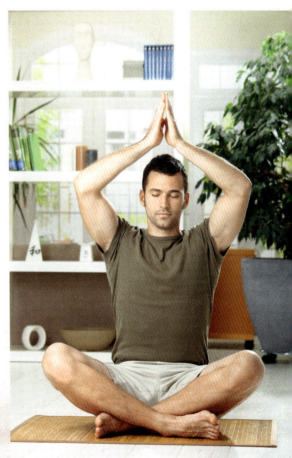

Yoga und andere Sportarten

Lieber doch Fitnessstudio oder Fußballfeld? Es muss kein Entweder-oder sein. Yoga ist die optimale Ergänzung zu anderen Sportarten. Fehl- und Schonhaltungen, die durch jahrelanges einseitiges Training entstanden sind, können durch regelmäßiges Praktizieren der entsprechenden Yoga-Übungen korrigiert und vermieden werden. Hierzu gehören beispielsweise verkürzte Beinrückseiten und vermehrt steife Gelenke. Spezielle Übungen zur Dehnung und Steigerung der Flexibilität verschaffen hier Abhilfe. Tatsächlich kann Yoga aber auch – vorausgesetzt, man übt regelmäßig – das Fitnessstudio ersetzen. Wer v. a. auf Muskelaufbau zielt, sollte auf kraftvolle Yogastile wie das *Ashtânga-Vinsaya-* oder *Power-Yoga* (s. S. 14) setzen.

A-9. Katze und Hund
(*mârjâriâsana* und *adho mukha svanâsana*)

Hier wird die relativ leichte, anspruchslose Übung der Katze (*mârjâriâsana*) erweitert und zusammen mit dem Bewegungsablauf des Hundes ausgeführt. Genau genommen ist es der sich streckende und dabei nach unten schauende Hund, eine klassische Yogaposition, die tatsächlich „Der nach unten schauende Hund" (*adho mukha svanâsana*) heißt. Wichtiger als diese Haltung mit gestreckten Beinen einzunehmen, ist es, den Rücken gerade zu lassen. Beugen Sie die Beine entsprechend an.

Worauf ist zu achten?
- Sie sollten eine rutschfeste Unterlage verwenden und barfuß üben. Falls Ihnen keine rutschfeste Unterlage zur Verfügung steht, üben Sie mit den Fersen an der Wand oder dem Sockel eines Schrankes.
- Die Arme müssen vollständig gestreckt werden und gestreckt bleiben.
- Dem Rundrücken ist entgegenzuwirken und ggf. die Beine gebeugt lassen. Erst wenn der Rücken gerade und gedehnt ist, sollten Sie mit dem Strecken der Beine beginnen.
- Den gesamten Bewegungsablauf ruhig und fließend durchführen.

TIPP **Zu anstrengend?**

Wenn die Kraft für den „Nach unten schauenden Hund" (noch) nicht reichen sollte, dann heben Sie einatmend die Knie einige Zentimeter vom Boden, und schauen Sie zu den Füßen. Ausatmend kommen Sie zurück in den Vierfüßlerstand. Dies eignet sich auch als Vorübung für den „Nach unten schauenden Hund".

Was bewirkt die Übung?
- Die Schultern, Arme und Beine werden gekräftigt.
- Die Rückseiten der Beine werden gedehnt und dadurch gestrafft.
- Die Lendenwirbelsäule, d.h. der untere Bereich des Rückens, wird entlastet.
- Die Atemkapazität wird verbessert.

Hier werden zwei Haltungen miteinander kombiniert.

Die Übung
- Kommen Sie in den Vierfüßlerstand. Setzen Sie die Hände direkt unter die Schultergelenke und die Knie unter die Hüftgelenke. Die Unterschenkel liegen parallel zueinander flach am Boden, die Füße sind nach hinten gestreckt.

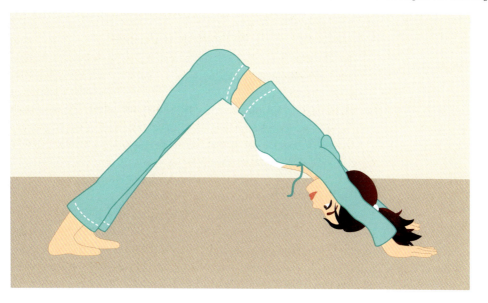

- Einatmend kippen Sie behutsam das Becken nach hinten, sodass sich der Rücken sanft nach unten wölbt, bewegen das Brustbein nach vorn und heben mit langem Nacken den Kopf. Schauen Sie nach vorn.
- Am Ende der Einatmung stellen Sie die Zehen auf und spreizen die Finger, der Mittelfinger sollte gerade nach vorn gerichtet sein.
- Ausatmend senken Sie den Kopf und drücken kräftig mit beiden Händen gegen den Boden, lösen die Knie vom Boden und drücken Rumpf und Gesäß nach hinten und oben.
- Halten Sie diese Position mit gestreckten Armen und gestrecktem Rücken mehrere tiefe Atemzüge lang. Der Blick geht zum Boden, der Nacken bleibt lang.
- Ausatmend senken Sie langsam die Knie zum Boden, strecken die Füße nach hinten und kommen in die Ausgangshaltung des Vierfüßlerstands.
- Sollten Ihre Kräfte reichen und Ihre Kondition gut sein, so wiederholen Sie die Übung einige Male.

TIPP

Für Fortgeschrittene

Wenn Sie eher unterfordert sind, können Sie in der Haltung „Der nach unten schauende Hund" einatmend jeweils einen Fuß vom Boden lösen und das Bein ausatmend anwinkeln oder nach hinten bzw. schräg nach oben strecken. Wiederholen Sie dies auch mit dem anderen Bein.

- Sollten Sie ermüden oder die Übung Sie an sich anstrengen, so lassen Sie ihr Gesäß auf die Fersen sinken. Strecken Sie die Arme nach vorn und legen Sie ihren Kopf mit der Stirn am Boden oder auf den übereinander gestellten Fäusten ab. Entspannen Sie in dieser Haltung mehrere Atemzüge lang.
- Einatmend richten Sie sich zum Fersensitz auf. Spüren Sie den Bewegungen und ihren Wirkungen nach. Werden Sie sich der zurückliegenden Bewegungen bewusst. Spüren Sie Veränderungen?
- Welche Region(en) Ihres Körpers spüren Sie jetzt besonders intensiv?

A-10. Der Mondgruß (*candra namaskâr*)

Dieser zwischen dem Sichöffnen und Sichzurückziehen pendelnde Bewegungszyklus ist die kleine Schwester des Sonnengrußes. Die drei Haltungen Fersensitz, Kniestand und *Yoga Mudra* reduzieren das Aktionspotenzial. Das Charakteristische an dieser Übungsfolge ist der Wechsel zwischen der nach oben gerichteten Öffnung und dem Rückzug in Demut. Es ist ein rhythmisches Auf und Ab, ähnlich dem natürlichen Gezeitenwechsel von Ebbe und Flut.

Der Mondgruß ist die kleine Schwester des Sonnengrußes.

Worauf ist zu achten?
- Den Nacken auch in der nach vorn gebeugten Haltung lang lassen.
- Die Knie zwischendurch entlasten.
- Die Bewegungen fließend und im Rhythmus Ihrer natürlichen Atmung durchführen.

Was bewirkt die Übung?
- Nacken und Rückenmuskulatur werden mobilisiert und entspannt.
- Die Verdauung wird angeregt.
- Das Nervensystem wird beruhigt.
- Der hintere Bereich der Lungen wird stärker beansprucht.

Die Übung
- Kommen Sie in den Fersensitz. Richten Sie Brustkorb und Rücken auf. Lassen Sie die Schultern entspannt nach unten und etwas nach hinten sinken. Heben Sie den Kopf in Verlängerung der Wirbelsäulenachse. Wachsen Sie vom Becken, das Sie in den Boden sinken lassen, die Wirbelsäule hinauf bis zum Scheitelpunkt und darüber hinaus.
- Nehmen Sie die Hände in die Grußhaltung.
- Einatmend heben Sie die Arme senkrecht nach oben über den Kopf, heben das Gesäß und kommen in den Kniestand. Lösen Sie die Hände voneinander und heben Sie etwas das Kinn.

Praxisteil A – Dynamische Übungen für den Tag

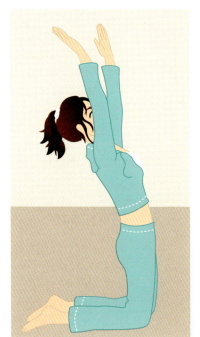

- Ausatmend beugen Sie sich nach vorn. Legen Sie erst die Hände, dann die Unterarme und zuletzt die Stirn auf den Boden und bringen Sie das Gesäß zu den Fersen.
- Einatmend heben Sie den Kopf, drücken sich mit den Händen vom Boden und richten sich mit nach oben gestreckten Armen auf und kommen in den Kniestand.
- Ausatmend beugen Sie sich nach vorn. Legen Sie erst die Hände, dann die Unterarme, dann die Stirn auf den Boden und bringen Sie das Gesäß zu den Fersen.
- Einatmend heben Sie den Kopf, drücken sich mit den Händen vom Boden und richten sich mit nach oben gestreckten Armen auf. Kommen Sie in den Kniestand.
- Ausatmend senken Sie das Gesäß mit aufgerichtetem Rumpf zu den Fersen, führen die Handflächen über dem Kopf zusammen und senken die Arme senkrecht in die Grußhaltung.
- Einatmend legen Sie die Hände auf den Knien oder Oberschenkeln ab.
- Spüren Sie den Bewegungen und ihren Wirkungen mehrere Atemzüge lang nach. Schließen Sie dazu möglichst die Augen. Konzentrieren Sie sich auf Ihren Körper, insbesondere auf jene Körperregionen, die Sie in der letzten Übungsfolge bewegt und beansprucht haben.

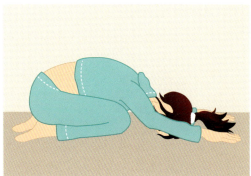

Hilfsmittel

TIPP

Sie können die Übung auch auf einem Stuhl oder Hocker ausführen. Beugen Sie sich in diesem Fall so weit nach vorn, bis der untere Bauch auf den Oberschenkeln aufliegt. Halten Sie die Arme parallel zum Boden und blicken Sie nach unten. Ansonsten können Sie den Kopf am Boden auch auf ein Kissen oder auf Ihre übereinanderliegenden Handflächen oder aufeinandergesetzten Fäuste legen. Achten Sie jeweils auf einen langen Nacken.

A-11. Kamel (*ushtrâsana*)

Bei dieser Haltung handelt es sich um eine Rückbeuge, bei der vor allem die Vorderseite des Körpers gedehnt wird.

Worauf ist zu achten?
- Ihr Nacken sollte in der Kamelhaltung lang bleiben.
- Die wohl größte Gefahr bei dieser Übung besteht darin, dass Sie in der Kamelhaltung den Kopf nach hinten sinken lassen und damit den Nacken unnötig belasten.
- Das Becken ist aufgerichtet und Ihr Bauch weicht nicht nach vorn aus.

> **TIPP** Hilfestellung
>
> *Eine leichtere, abgewandelte Form besteht darin, sich mit den Händen oberhalb des Beckens aufzustützen, wobei die Finger nach unten und die Daumen nach außen weisen.*

Was bewirkt die Übung?
- Leisten, Brustkorb und die gesamte Vorderseite des Körpers werden gedehnt.
- Die Rückenmuskulatur wird gekräftigt.

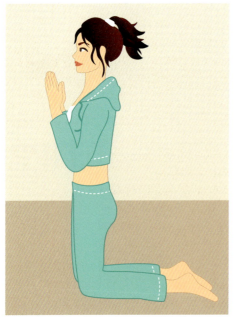
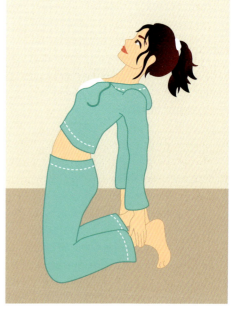

Praxisteil A – Dynamische Übungen für den Tag

Die Übung

- Setzen Sie sich auf die Fersen. Richten Sie Brustkorb und Rücken auf. Lassen Sie die Schultern entspannt nach unten und etwas nach hinten sinken.
- Heben Sie den Kopf in der Verlängerung der Wirbelsäulenachse. Wachsen Sie vom Becken, das Sie in den Boden sinken lassen, über die Wirbelsäule hinauf bis zum Scheitelpunkt und darüber hinaus. **Achten Sie darauf, dass Ihr Nacken lang bleibt.**
- Legen Sie die Handflächen vor der Brust in die Grußhaltung.
- Einatmend kommen Sie in den Kniestand.
- Ausatmend nehmen Sie die Knie hüftbreit auseinander und die Unterschenkel liegen parallel zueinander.
- Einatmend führen Sie die Arme senkrecht nach oben. Lösen Sie die Handflächen voneinander. Richten Sie den Oberkörper auf.
- Ausatmend führen Sie die Hände zurück in die Grußhaltung.
- Einatmend stellen Sie die Zehen auf. Kontrahieren Sie die Muskulatur des Beckenbodens. Neigen Sie den Oberkörper etwas nach hinten und stützen Sie sich mit der rechten Hand auf die rechte Ferse und mit der linken Hand auf die linke Ferse.
- Halten Sie diese Position mehrere tiefe Atemzüge lang und drücken Sie dabei kräftig mit den Händen gegen die Fersen.
- Ausatmend lassen Sie das Becken in Richtung Fersen sinken, lösen Sie die Hände von den Fersen, kommen Sie in den Fersensitz, nehmen Sie die Hände in die Grußhaltung oder legen Sie diese auf den Oberschenkeln ab.

TIPP

Für Erfahrene

Eine schwierigere Variation besteht darin, die Füße nicht aufzustellen, sondern die Fußrücken flach aufzulegen.

- Spüren Sie den Bewegungen und ihren Wirkungen, insbesondere der Rückbeuge, nach. Schließen Sie dazu möglichst die Augen.
- Konzentrieren Sie sich auf die Vorgänge und Empfindungen in Ihrem Körper. Beachten Sie insbesondere jene Körperregionen, die während dieser Übung besonders beansprucht wurden.

A-12. Bewegung im Liegen

In der Rückenlage werden die Arme sowie die Beine und damit auch Schultergelenke, Hüft- und Kniegelenke mobilisiert, der Druck der Oberschenkel gegen die Bauchdecke regt die Verdauung an.

Worauf ist zu achten?
- Sie sollten eine weiche und stabile Unterlage benutzen.
- Ihr Nacken ist stets lang und der untere Rücken (Lendenwirbelbereich) liegt am Boden auf.

TIPP Variationen

Beispielsweise können Sie, anstatt beide Beine an den Körper heranzuziehen, dies jeweils mit einem Bein tun. Möglich wäre auch, die Arme neben dem Körper zu belassen und die Beine aus eigener Kraft angewinkelt an den Körper zu ziehen. Sie können dies jeweils mit einem Bein oder mit beiden Beinen gleichzeitig tun.

Was bewirkt die Übung?
- Mobilisierung der Hüft- und Schultergelenke
- Dehnung der Darmbeinlendenmuskel
- Stimulierung der Bauchorgane
- Lösen von Spannungen im Unterleib

Die Übung
- Kommen Sie in die Rückenlage.
- Einatmend beugen Sie die Beine an und stellen beide Füße dicht vor dem Gesäß auf.
- Ausatmend legen Sie die Handflächen auf den Bauch.
- Einatmend führen Sie die Arme in einem weiten Bogen nach oben und weiter über den Kopf.
- Ausatmend lösen Sie die Füße vom Boden und ziehen die angewinkelten Beine an den Körper. Ihre Hände umfassen die Knie.
- Einatmend lösen Sie die Hände, führen die Arme wiederum über den Kopf und legen sie oberhalb des Kopfes ab. Stellen Sie die Füße wiederum vor dem Gesäß auf.
- Ausatmend führen Sie die Arme in einem weiten Bogen zurück neben den Körper. Lassen Sie die Beine ausgleiten.
- Einatmend drehen Sie die Handflächen nach oben.

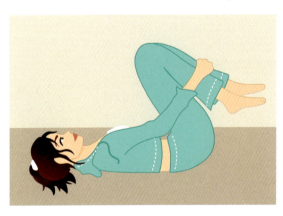

- Atmen Sie mehrere Male tief aus und ein. Lassen Sie Seufzer und Gähnen zu.
- Wiederholen Sie diesen Zyklus mehrfach. Nehmen Sie zwischen den jeweiligen Sequenzen einige tiefe Atemzüge.
- Spüren Sie den Bewegungen abschließend nach. Schließen Sie dazu möglichst die Augen. Konzentrieren Sie sich auf die Vorgänge und Empfindungen in Ihrem Körper. Beachten Sie insbesondere jene Körperregionen, die während dieser Übung besonders beansprucht wurden.

Praxisteil B – Balance finden & halten – sechs Gleichgewichtsübungen

Die hier zusammengestellten Übungen wirken zweifach. Ein verbessertes körperliches Gleichgewicht wirkt auch auf psychischer Ebene in Form größerer Ausgeglichenheit. Zudem wird die Konzentrationsfähigkeit geschult, da jede Gleichgewichtshaltung eine konzentrierte Aufmerksamkeit erfordert. Halten Sie die Augen bei allen Gleichgewichtsübungen geöffnet. Wenn Sie in der Haltung wirklich stabil und sicher sind, können Sie in einem zweiten Schritt auch die Augen schließen.

Die folgenden Übungen fördern sowohl die körperliche als auch die geistige Balance.

B-1. Balance im Stand I

Diese Haltung ist eine eigenständige Gleichgewichtsübung im Stand und zugleich eine Vorbereitung auf die klassische Yogahaltung *Vrikshâsana*, den Baum.

Worauf ist zu achten?
- Das Gleichgewicht ist primär über das Fußgelenk zu regulieren und das jeweilige Standbein ist gestreckt zu lassen.
- Fixieren Sie einen Punkt auf der gegenüberliegenden Wand oder auf dem Boden und lassen Sie sowohl das Becken als auch den Oberkörper aufgerichtet.
- Sie sollten tief und gleichmäßig in den Bauch atmen.

TIPP

Für Anfänger
Eine leichtere Variante besteht darin, die Arme an den Seiten hängen zu lassen und das Bein so weit heben, dass sich der Oberschenkel im rechten Winkel zum Boden befindet. Anschließend winkeln Sie das Bein nach hinten ab, sodass sich der Unterschenkel im rechten Winkel zum Boden befindet.

Was bewirkt die Übung?

- Die innere und äußere Balance herzustellen und zu festigen, ist die wesentliche Wirkung dieser Übung.
- Die Muskulatur der Füße und Beine wird gefestigt und gestärkt.
- Die Achtsamkeit und die Konzentrationsfähigkeit werden geschult.

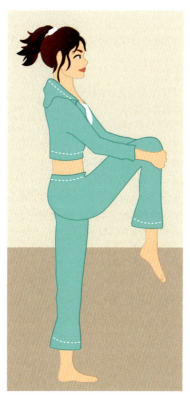
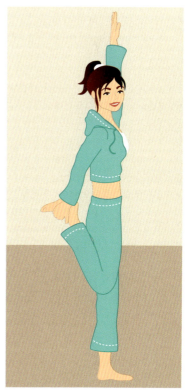

Die Übung

- Kommen Sie in einen aufrechten Stand. Stellen Sie die Füße parallel zueinander und hüftbreit auseinander.
- Richten Sie das Becken auf.
- Heben Sie einatmend den Brustkorb. Lassen Sie ausatmend die Schultern entspannt nach unten und etwas nach hinten sinken.
- Heben Sie den Kopf in der Verlängerung der Wirbelsäulenachse. Wachsen Sie von der Mitte der fest im Boden verankerten Fußsohlen über das aufgerichtete Becken und die Wirbelsäule hinauf bis zum Scheitelpunkt und darüber hinaus.
- Einatmend heben Sie das rechte Bein, ziehen es zum Körper und umfassen das rechte Kniegelenk mit beiden Händen.

- Ausatmend fassen Sie mit der rechten Hand zum rechten Fußgelenk und lösen die linke Hand vom Kniegelenk. Führen Sie das rechte Bein mit der rechten Hand angewinkelt nach hinten, sodass die Ferse des rechten Beins das Gesäß berührt.
- Einatmend halten Sie das Bein in dieser Position und führen den linken Arm nach oben in die Senkrechte.
- Halten Sie diese Position einige Atemzüge. Atmen Sie tief in den Bauch und atmen Sie gleichmäßig.
- Ausatmend senken Sie den linken Arm und das rechte Bein.
- Einatmend heben Sie das linke Bein, ziehen es zum Körper und umfassen das linke Kniegelenk mit beiden Händen.
- Ausatmend fassen Sie mit der linken Hand zum linken Fußgelenk und lösen die rechte Hand vom Kniegelenk. Führen Sie das linke Bein mit der linken Hand angewinkelt nach hinten, sodass die Ferse des linken Beins das Gesäß berührt.
- Einatmend halten Sie das Bein in dieser Position und führen den rechten Arm nach oben in die Senkrechte.
- Halten Sie diese Position einige Atemzüge. Atmen Sie tief in den Bauch und atmen Sie gleichmäßig.
- Ausatmend senken Sie den rechten Arm und das linke Bein.
- Spüren Sie den Bewegungen und ihren Wirkungen nach, möglichst mit geschlossenen Augen. Konzentrieren Sie sich auf die Vorgänge und Empfindungen in Ihrem Körper. Beachten Sie insbesondere jene Körperregionen, die während dieser Übung besonders beansprucht wurden.

Achten Sie darauf, dass Ihr Becken aufgerichtet bleibt.

B-2. Balance im Stand II

Dies ist eine eigenständige Gleichgewichtshaltung im Stand und zugleich eine Vorbereitung auf die klassische Yogahaltung *vrikshâsana*, den Baum.

Worauf ist zu achten?
- Das Gleichgewicht ist primär über das Fußgelenk herzustellen sowie zu regulieren und das jeweilige Standbein ist zu strecken.
- Fixieren Sie einen Punkt auf der gegenüberliegenden Wand oder auf dem Boden und lassen Sie sowohl das Becken als auch den Oberkörper aufgerichtet.
- Atmen Sie tief und gleichmäßig in den Bauch.

Was bewirkt die Übung?
- Die äußere und innere Balance herzustellen und zu festigen, ist der wesentliche Wirkungsaspekt dieser Übung.

Yoga-Übungen für Einsteiger

- Die Muskulatur der Füße und Beine wird gefestigt und gestärkt.
- Die Achtsamkeit und Konzentrationsfähigkeit werden verbessert.

> **TIPP** Abgeschwächte Version
>
> *Eine leichtere Variante besteht darin, das Gewicht auf den linken respektive rechten Fuß zu verlagern und den jeweils anderen Fuß vom Boden zu lösen. Halten Sie ihn wenige Zentimeter über den Boden oder stützen Sie sich dabei leicht auf die Spitze des großen Zehs.*

Die Übung

- Kommen Sie in einen aufrechten Stand. Stellen Sie die Füße zueinander und hüftbreit auseinander. Richten Sie das Becken auf. Heben Sie einatmend den Brustkorb. Lassen Sie ausatmend die Schultern entspannt nach unten und etwas nach hinten sinken.
- Heben Sie den Kopf in der Verlängerung der Wirbelsäulenachse. Wachsen Sie von der Mitte der fest im Boden verankerten Fußsohlen über das aufgerichtete Becken und die Wirbelsäule hinauf bis zum Scheitelpunkt und darüber hinaus.
- Einatmend heben Sie den rechten Fuß an.
- Ausatmend finden Sie das Gleichgewicht auf dem linken Fuß.

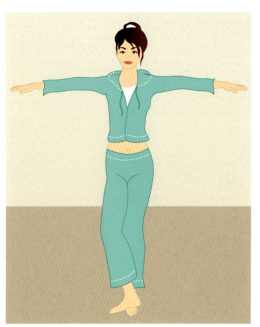

- Einatmend stellen Sie den Ballen des rechten Fußes auf den Fußrücken des linken Fußes (wobei die Ferse des rechten Fußes nach außen, in Richtung linke Hand zeigt) und heben Sie die Arme seitwärts auf Schulterhöhe.
- Halten Sie diese Position sechs Atemzüge lang. Wenn Sie sicher in dieser Haltung stehen, schließen Sie die Augen.
- Ausatmend lösen Sie den rechten Fußballen vom linken Fußrücken. Stellen Sie den Fuß zurück in die Ausgangshaltung und senken Sie die Arme seitwärts ab.
- Spüren Sie den Bewegungen und ihren Wirkungen nach, möglichst mit geschlossenen Augen. Konzentrieren Sie sich auf die Vorgänge und Emp-

findungen in Ihrem Körper. Beachten Sie insbesondere jene Körperregionen, die während dieser Übung besonders beansprucht wurden.

> **TIPP**
>
> **Weitere Variante**
>
> Wenn die nach außen gedrehte Position des aufgesetzten Fußes Schwierigkeiten bereitet, können Sie den Fußballen auch gerade auf den Fußrücken des Standbeines setzen und in dieser Variante die Balance halten.

B-3. Baum (*vrikshâsana*)

Ein klassisches *âsana*, das bereits auf dem weltgrößten Felsrelief in Mamallapuram / Tamil Nadu (Südindien) aus dem achten Jahrhundert abgebildet ist. Die nach oben gestreckten Arme bilden die Baumkrone, das angewinkelte Bein, dessen Fuß am Standbein anliegt, bildet einen kräftigen Ast, das Standbein steht für den Baumstamm. Ein wesentliches Merkmal eines Baumes ist das Nach-oben-Streben, ein zweites Merkmal ist die Beweglichkeit im oberen Bereich und das dritte Kennzeichen ist die Verwurzelung im Boden.

Achten Sie auf einen langen Rücken.

Worauf ist zu achten?

- Ihr Standbein sollte gestreckt bleiben und das Gleichgewicht im Fußgelenk reguliert werden.
- Das Becken ist aufgerichtet und der untere Rücken ist lang.

Was bewirkt die Übung?

- Mit dieser Übung erzielen Sie Standfestigkeit und Ausgeglichenheit. Beide Eigenschaften werden auch in dieser Haltung ausgedrückt.
- Die Muskulatur der Beine und der Füße wird gekräftigt.
- Achtsamkeit und Konzentrationsfähigkeit werden deutlich verbessert.

Die Übung

- Kommen Sie in einen aufrechten Stand, die Füße hüftbreit auseinander und parallel zueinander.
- Richten Sie das Becken auf. Heben Sie einatmend den Brustkorb.
- Lassen Sie ausatmend die Schultern entspannt nach unten und etwas nach hinten sinken.
- Heben Sie den Kopf in der Verlängerung der Wirbelsäulenachse. Wachsen Sie von der Mitte der fest im Boden verankerten Fußsohlen über das aufgerichtete Becken und die Wirbelsäule hinauf bis zum Scheitelpunkt und darüber hinaus.

Yoga-Übungen für Einsteiger

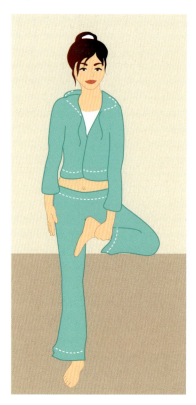 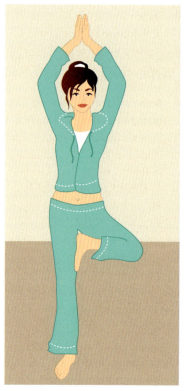

- Einatmend heben Sie den rechten Fuß, greifen das Fußgelenk mit der rechten Hand und setzen den Fuß mit der Sohle auf die Innenseite des linken Oberschenkels auf. Üben Sie Druck mit dem Fuß und Gegendruck mit dem Oberschenkel aus. Dies unterstützt einen stabilen Halt.
- Ausatmend lösen Sie die rechte Hand vom Fußgelenk.
- Einatmend heben Sie beide Arme über die Seiten nach oben und legen die Handflächen aufeinander. Lassen Sie die Schultern entspannt nach unten und etwas nach hinten sinken.

TIPP Starthilfen

Die Fußsohle des seitlich angebeugten Beines nicht oben am Oberschenkel, sondern auf Höhe des Knies aufzusetzen, ist eine Alternative, wenn Sie das Bein nicht so hoch heben können. Sollte der Fuß des seitlich angebeugten Beines immer wieder herunterrutschen, können Sie dieses Bein auch mit der Hand am Fußgelenk halten und nur den Arm der anderen Seite nach oben strecken.

- Halten Sie diese Position sechs Atemzüge lang. Atmen Sie sechsmal tief in den Bauch ein und atmen Sie sechsmal tief aus.
- Ausatmend lösen Sie das rechte, angewinkelte Bein und setzen es zurück zum Boden.
- Einatmend lösen Sie die Handflächen voneinander.
- Ausatmend senken Sie die Arme langsam über die Seiten nach unten und entspannen die Schultern.
- Spüren Sie den Bewegungen und ihren Wirkungen nach. Schließen Sie dazu möglichst die Augen. Konzentrieren Sie sich auf die Vorgänge in Ihrem Körper. Beachten Sie insbesondere jene Körperregion(en), die während dieser Übung besonders beansprucht wurden.
- Wiederholen Sie diese Übung beginnend von der Ausgangsposition auch mit dem linken Bein.

B-4. Stand-Waage (*utthita satyesikâsana*)

Dies ist eine klassische und anspruchsvolle Gleichgewichtshaltung im Stand. Das Gewicht des Oberkörpers wird nach vorn verlagert und jeweils ein Bein nach hinten gestreckt.

Worauf ist zu achten?
- Das Spielbein, d. h. jenes Bein, welches keinen Kontakt zum Boden hat, der Oberkörper und die Arme bilden eine Linie.
- Lassen Sie den Nacken lang, wenn Sie sich nach vorn beugen.

Diese Übung schult die Konzentrationsfähigkeit.

Was bewirkt die Übung?
- Die innere und äußere Balance herzustellen und zu festigen, ist der wesentliche Wirkungsaspekt dieser Übung.
- Die rumpfaufrichtende Muskulatur sowie die Muskulatur der Füße und Beine wird gefestigt und gestärkt
- Achtsamkeit und Konzentrationsfähigkeit werden geschult.

Die Übung
- Kommen Sie in einen aufrechten Stand. Stellen Sie die Füße parallel zueinander und hüftbreit auseinander. Richten Sie das Becken auf. Heben Sie einatmend den Brustkorb.
- Lassen Sie ausatmend die Schultern entspannt nach unten und etwas nach hinten sinken.
- Heben Sie den Kopf in der Verlängerung der Wirbelsäulenachse. Wachsen Sie von der Mitte der fest im Boden verwurzelten Fußsohlen über das Becken und die Wirbelsäule hinauf bis zum Scheitelpunkt und darüber hinaus.

Yoga für Frauen

Im westlichen Raum sind es größtenteils Frauen, die Yoga praktizieren. Darum ist es nicht verwunderlich, dass es mittlerweile zahlreiche Kurse gibt, die speziell auf die Bedürfnisse von Frauen und deren körperlichen Gegebenheiten ausgerichtet sind. Durch gezielte Körper- und Atemübungen soll spezifisch weiblichen Beschwerden während des Zyklus oder der Menopause entgegengewirkt und vorgebeugt werden.

Körperliche Gesundheit

Yoga für Frauen beinhaltet v. a. Übungen für die Körpermitte und die Beckenregion. Auf diese Weise wird die Durchblutung und somit die Funktion der Organe im Unterleib gefördert. Außerdem werden die weiblichen Problemzonen behandelt, z. B. die Bauchdecke sowie das Bindegewebe gestrafft und die Brustmuskulatur gekräftigt. Beispiele für solche Übungen sind das „Friedvolle Krokodil" (s. S. 90, 92), der „Schmetterling" (s. S. 88 ff.) oder die „Kobra" (s. S. 83 f.).

Durch entsprechende Atemübungen wird auf den Hormonhaushalt eingewirkt, wodurch Zyklus- oder Wechseljahresbeschwerden eingedämmt und vermieden werden können.

Auch gibt es Übungen, die der Brustkrebsprävention dienen sollen, sowie spezielle „Anti-Aging"-Übungen, die sich positiv auf den Alterungsprozess auswirken können.

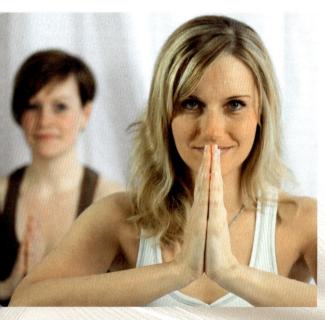

Geistige und emotionale Gesundheit

Durch Yoga verbessert sich das Körperbewusstsein. Frauen können durch Yoga lernen, ihren Körper intensiver wahrzunehmen, Signale schneller zu erkennen und ihren eigenen gesundheitlichen und emotionalen Bedürfnissen gezielter nachzukommen. Bei regelmäßiger Übungspraxis kehrt eine innere Ruhe und Gelassenheit ein, die langfristig psychisch-emotionale Anspannungen vor oder während der Periode abbaut oder Depressionen während der Wechseljahre lindert.

Praxisteil B – Balance finden & halten – sechs Gleichgewichtsübungen

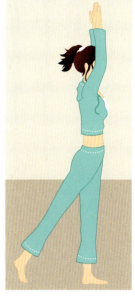

- Einatmend heben Sie beide Arme nach vorn und weiter nach oben über den Kopf. Legen Sie die Handflächen aneinander.
- Ausatmend verlagern Sie das Gewicht des Körpers auf das linke Bein und lösen den rechten Fuß vom Boden und führen das rechte Bein etwas nach hinten. Fixieren Sie einen Punkt vor sich auf dem Boden.
- Einatmend verlagern Sie das Körpergewicht weiter nach vorn und heben das rechte Bein weiter an.
- Halten Sie diese Position mehrere Atemzüge lang.
- Ausatmend richten Sie den Oberkörper wieder auf.
- Einatmend setzen Sie den rechten Fuß zurück zum Boden.
- Ausatmend senken Sie beide Arme seitwärts ab. Entspannen Sie bewusst Ihre Schultern.
- Spüren Sie den Bewegungen und ihren Wirkungen nach. Schließen Sie dazu möglichst die Augen. Konzentrieren Sie sich auf die Vorgänge und Empfindungen in Ihrem Körper. Beachten Sie insbesondere jene Körperregion, die während dieser Übung besonders beansprucht wurde.
- Wiederholen Sie die Übung.
- Einatmend heben Sie beide Arme nach vorn und weiter nach oben über den Kopf. Legen Sie die Handflächen aneinander.
- Ausatmend verlagern Sie das Gewicht des Körpers auf das rechte Bein und lösen den linken Fuß vom Boden und führen das linke Bein etwas nach hinten.

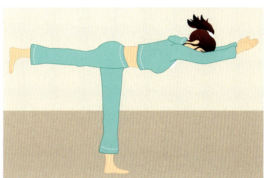

Zur Unterstützung

Eine leichtere Variante besteht darin, mit den Händen an einer Wand, einer Tischplatte oder einer Stuhllehne Halt zu finden. Versuchen Sie es auch mit einer Hand, und führen Sie die andere Hand nach hinten, parallel zum ausgestreckten Bein.

- Einatmend verlagern Sie das Körpergewicht weiter nach vorn und heben das linke Bein weiter an.
- Halten Sie diese Position mehrere Atemzüge lang.
- Ausatmend richten Sie den Oberkörper wieder auf.

- Einatmend setzen Sie den linken Fuß zurück zum Boden.
- Ausatmend senken Sie beide Arme seitwärts ab. Entspannen Sie bewusst Ihre Schultern.
- Spüren Sie nach.

B-5. Hocke (*utthâsana*)

Dies ist eine zugleich kräftigende sowie den Gleichgewichtssinn schulende Übung mit gebeugten Beinen.

Worauf ist zu achten?
- Sie sollten mit den parallel zueinander stehenden Füßen einen Abstand finden, der es Ihnen ermöglicht, stabil und bequem zu stehen wie auch hocken zu können.
- Lassen Sie die Augen geöffnet. Fixieren Sie einen Punkt vor sich auf dem Boden.
- Ist es Ihnen nicht möglich, die Fußsohlen flach auf den Boden zu bringen, so legen Sie eine zusammengerollte Decke unter die Fersen.

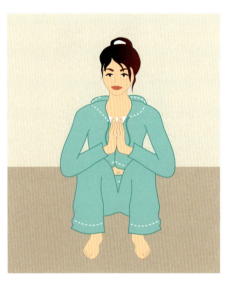

Was bewirkt die Übung?
- Die gesamte Beinmuskulatur wird gekräftigt.
- Die Waden und die Achillessehnen werden gedehnt.
- Der Kreislauf wird angeregt und die Atmung vertieft.
- Stabilität und Standfestigkeit werden verbessert, vorausgesetzt Sie üben regelmäßig.

Die Übung
- Kommen Sie in den aufrechten Stand. Die Füße hüftbreit auseinander und parallel zueinander.
- Einatmend heben Sie die Hände seitwärts bis in Schulterhöhe.
- Ausatmend beugen Sie langsam und kontrolliert die Beine und lassen das Becken langsam nach unten sinken, bis Sie in einer stabilen Hockstellung sind. Versuchen Sie, die Fußsohlen flach auf den Boden aufzusetzen. Sollte dies nicht gelingen, finden Sie die Balance auf Zehen und Fußballen. Die Knie sollten nach vorn ausgerichtet bleiben.
- Einatmend nehmen Sie die Arme nach vorn und legen die Hände in die Grußhaltung vor den Brustkorb.

- Halten Sie diese Position mehrere Atemzüge lang. Variieren Sie ggf. die Haltung Ihrer Hände und Arme, um in der Position stabil und bequem verweilen zu können.

TIPP

Im Rahmen

Wenn es Ihnen schwer fällt, die Balance zu halten, üben Sie am besten in einem Türrahmen. Stellen Sie die Füße eine Fußlänge vom Rahmen entfernt auf und lehnen Sie sich an den Rahmen. Ausatmend kommen Sie langsam und kontrolliert in die Hocke, der Rücken findet am Türrahmen Halt. Für die Aufrichtung können Sie zur gegenüberliegenden Strebe des Rahmens greifen und dort die Bewegungen mit den Händen unterstützen.

- Einatmend führen Sie die Arme nach vorn und in einem weiten Bogen nach hinten. Führen Sie die Arme mit großem Schwung nach vorn und weiter nach oben und richten Sie sich in den Stand auf.
- Ausatmend senken Sie die Arme seitwärts ab.
- Mit jeder Wiederholung verweilen Sie mehrere Atemzüge lang in der Hocke.
- Variieren Sie auch in die Stellung der Füße, indem Sie diese weiter auseinander aufstellen oder in der Hocke auf die Zehen kommen.
- Spüren Sie den Bewegungen und ihren Wirkungen im aufrechten Stand oder in einer für Sie bequemen Sitzposition nach. Schließen Sie dazu möglichst die Augen. Konzentrieren Sie sich auf die Vorgänge und Empfindungen in Ihrem Körper. Beachten Sie insbesondere jene Körperregionen, die während dieser Übung besonders beansprucht wurden.

B-6. Sich (diagonal) streckende Katze (*mârjâralinginâsana*)

Basierend auf der auf S. 53 (Übung A-8) beschriebenen Haltung der Katze ist dies eine Erweiterung, die zwischen Vier- und Zweifüßlerstand pendelt und sowohl den Sinn für die Koordination als auch jenen für das Gleichgewicht schult.

Diese Haltung ist eine Erweiterung der „Katze".

Worauf ist zu achten?
- Der Nacken sollte in der Dehnung lang bleiben.
- Sie müssen einen stabilen Halt der stützenden Hand und des Unterschenkels haben, bevor Sie den Arm und das Bein vollständig heben und strecken.
- Das Becken darf während der Bewegungen nicht zur Seite ausweichen.

Yoga-Übungen für Einsteiger

> # TIPP Vorbereitung oder leichtere Variante
>
> *Alternativ können Sie jeweils abwechselnd einen Arm und ein Bein strecken. Halten Sie diese Position einige Atemzüge, bevor Sie wechseln.*

Was bewirkt die Übung?
- Neben der Mobilisierung der Wirbelsäule wird der Gleichgewichtssinn geschult und die Konzentrationsfähigkeit verbessert.

Die Übung
- Kommen Sie in den Vierfüßlerstand.
- Einatmend strecken Sie den rechten Arm nach vorn und das linke Bein nach hinten aus.
- Halten Sie diese Position bis zu sechs tiefe Atemzüge lang.
- Ausatmend führen Sie den rechten Arm und das linke Bein zurück in die Ausgangshaltung.
- Einatmend strecken Sie den linken Arm nach vorn, das rechte Bein nach hinten aus.
- Halten Sie diese Position bis zu sechs tiefe Atemzüge lang.
- Ausatmend führen Sie den linken Arm und das rechte Bein zurück in die Ausgangshaltung.
- Versuchen Sie, die Balance in der diagonalen Dehnung mit jeder Wiederholung länger zu halten. Beginnen Sie mit vier Atemzügen und erweitern Sie die Haltespanne je nach Ihren persönlichen Voraussetzungen.
- Spüren Sie den Bewegungen und ihren Wirkungen in einem aufrechten Sitz nach. Schließen Sie dazu möglichst die Augen. Konzentrieren Sie sich auf die Vorgänge und Empfindungen in Ihrem Körper. Beachten Sie insbesondere jene Körperregionen, die während dieser Übung besonders beansprucht wurden.

Halten Sie das Becken bei dieser Übung gerade.

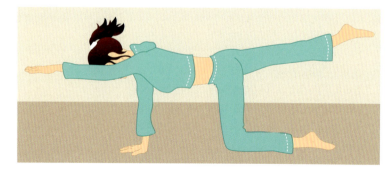

Praxisteil C –
Statische Übungen für den Abend

In diesem Kapitel sind Übungen vereint, die sich primär für den Abend eignen, aber auch zu jeder anderen Tageszeit geübt werden können, wenn Bedarf nach Entspannung besteht. Im Englischen gibt es hierfür eine adäquate Bezeichnung, sie lautet: *calm down*, was so viel wie „sich beruhigen", „besänftigen" oder „sich legen" bedeutet. Wenn möglich sollten die Augen während des Übens stets geschlossen sein. Geht dies nicht, richten Sie den Blick auf einen neutralen Punkt vor oder über sich.

> **TIPP**
>
> **Der bequeme Sitz**
>
> *Eine Variante, die „der bequeme Sitz" heißt, variiert den Schneidersitz dahin gehend, dass die Fersen so an den Damm gezogen werden, dass eine Ferse vor der anderen liegt, wodurch sich die Unterschenkel nicht kreuzen und die Knie näher zum Boden kommen.*

C-1. Der Schneidersitz (*sukhâsana*)

Wenn Yoga bildlich dargestellt wird, gehört zu den beliebtesten Posen der klassische Lotossitz (*padmâsana*). Es ist eine schön anzusehende, aber auch schwer einzunehmende aufrechte Sitzposition, die als Meditationssitz schlechthin gilt. Aber – zugleich besteht kein Grund, sich mit viel Mühe und Aufwand in diese Haltung zu bringen. Die meisten der anderen aufrechten Sitzhaltungen erfüllen den gleichen Zweck! Es geht in erster Linie nicht darum, die Beine zu „verbrezeln", wie es klischeehaft mitunter als Vorurteil vorgebracht wird, sondern es geht um eine ebenso stabile wie bequeme Sitzhaltung. Diesen Zweck erfüllt u. a. auch der Schneidersitz (*sukhâsana*).

Der Schneider- oder Lotossitz ist die klassische Sitzhaltung beim Yoga.

Worauf ist zu achten?

- Sie sollten während dieser Übung die Augen möglichst geschlossen halten.
- Konzentrieren Sie sich auf Ihre Körperwahrnehmung.
- In der Aufrichtung tief in den Bauch einatmen, und wenn Sie Ihr Becken im Boden verwurzeln, vollständig ausatmen.
- Die Wirbelsäule ist vollständig aufzurichten.
- Beide Knie sind auf einer Höhe zu halten und die Position der Beine ist gelegentlich zu wechseln, sodass jedes Bein gleich oft und gleich lange vorn liegt.

Was bewirkt die Übung?

- Mit gekreuzten Beinen sitzen vermittelt Erdverbundenheit und Stabilität.
- Ein stabiler und zugleich bequemer Sitz ist die Voraussetzung für eine Reihe von Übungen im Sitzen, darunter auch Atemübungen, sowie für meditatives Besinnen oder Meditation.

> **TIPP** Tipp für Anfänger
>
> *Diesen Sitz auf dem vorderen Rand eines Kissens oder einer gefalteten Decke einzunehmen, erleichtert das Sitzen in dieser Position und macht auch deshalb Sinn, da sich die Knie tiefer als das Hüftgelenk befinden sollten. Dies dient der Aufrichtung des Beckens und der Wirbelsäule.*

Die Übung

- Setzen Sie sich auf den Boden oder auf eine zusammengefaltete Decke bzw. auf den vorderen Rand eines festen Meditationskissens.
- Kreuzen Sie die Beine so, dass der linke Fuß unter das Knie des rechten Beines und der rechte Fuß unter das Knie des linken Beines zu liegen kommt.
- Ihre Hände ruhen auf den Knien.
- Drücken Sie mit den Sitzbeinhöckern gegen die Unterlage.
- Einatmend lassen Sie den Oberkörper nach oben „wachsen". Heben Sie den Brustkorb. Ziehen Sie das Kinn etwas ein.
- Ausatmend lassen Sie die Schultern nach unten und nach hinten sinken.
- Einatmend richten Sie sich nach oben auf, als würden Sie von einer imaginären Kraft am Scheitel himmelwärts gezogen.
- Ausatmend verwurzeln Sie im Boden, ohne in der Aufrichtung nachzugeben. Entspannen Sie die Schultern.
- Fahren Sie in dem Wechsel von Aufrichtung und Verwurzelung fort.

Variation als Handgeste (*Lotosmudra*)

- Ausatmend nehmen Sie im Schneidersitz die Hände in die Grußhaltung vor den Brustkorb.

- Einatmend heben Sie die aufeinanderliegenden Hände so weit auf Höhe des Gesichts, dass die Spitzen Ihrer Daumen den Punkt zwischen den Augenbrauen berühren.
- Öffnen Sie Zeige-, Mittel- und Ringfinger nach oben. Die Daumen und die kleinen Finger bleiben in Kontakt.
- Ausatmend nehmen Sie die Handflächen wieder zusammen und senken die Arme in die Grußhaltung vor den Brustkorb.
- Wiederholen Sie dies mehrere Male in Ihrem Atemrhythmus.
- Abschließend legen Sie die Hände ausatmend auf die Knie ab.

Halten Sie Ihre Augen möglichst geschlossen.

C-2. Der Fersensitz (*vajrâsana*)

Eine weitere Sitzhaltung, die ein längeres Verweilen in einer aufrechten Haltung ermöglicht.

Worauf ist zu achten?
- Ihr Becken, Rücken und Brustkorb sind aufgerichtet.
- Bei jedem Anzeichen von Überlastung in den Fuß- und / oder Kniegelenken die Haltung in Ruhe auflösen und eine ausgleichende Haltung einnehmen. In diesem Fall wäre dies der Langsitz, bei dem die Beine gerade nach vorn gerichtet sind und die Hände auf den Oberschenkeln ruhen oder den Körper seitwärts abstützen. Dehnen Sie die Fersen einatmend vom Körper weg und entspannen Sie ausatmend die Füße.

> **TIPP**
>
> **Hilfsmittel**
>
> *Sie können den Fersensitz auch einnehmen, ohne direkt auf den Fersen zu sitzen. Legen Sie dazu ein hohes Meditationskissen oder eine mehrfach gefaltete Decke zwischen Unterschenkel und Füße. Möglich ist auch, eine zusammengerollte Decke unter die Fußrücken zu legen. Dies entlastet den Spann der Füße.*

Was bewirkt die Übung?
- Innere und äußere Stabilität.
- Das Verweilen in einer aufgerichteten Sitzposition ist eine Grundvoraussetzung für eine Reihe von Übungen wie z. B. Atem- und Konzentrationsübungen sowie für meditatives Besinnen oder Meditation.
- Im Vergleich zum Schneidersitz wie auch zu anderen Sitzhaltungen mit gekreuzten Beinen ist die Aufrichtung des unteren Rückens besser und über einen längeren Zeitraum möglich.

Yoga-Übungen für Einsteiger

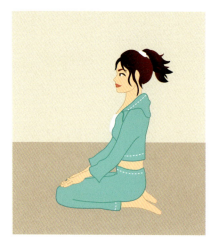

Die Übung
- Setzen Sie sich rittlings auf die Fersen. Die Füße liegen dicht und parallel nebeneinander.
- Legen Sie die Hände mit den Handflächen nach unten auf die Oberschenkel.
- Einatmend lassen Sie den Oberkörper nach oben „wachsen". Heben Sie den Brustkorb. Neigen Sie das Kinn etwas in Richtung Brustkorb, lassen Sie den Nacken lang werden.
- Ausatmend lassen Sie die Schultern nach unten und nach hinten sinken.
- Einatmend richten Sie sich nach oben auf, als würden Sie von einer imaginären Kraft am Scheitel himmelwärts gezogen.
- Ausatmend verwurzeln Sie im Boden, ohne in der Aufrichtung nachzugeben. Entspannen Sie die Schultern.
- Fahren Sie im Wechsel von Aufrichtung und Verwurzelung fort.

Variation
- Einatmend öffnen Sie im Fersensitz die Beine zur Seite.
- Ausatmend beugen Sie sich aus dem Fersensitz heraus nach vorn. Stützen Sie sich dabei mit den Armen ab. Legen Sie in Höhe Ihrer Stirn die Hände übereinander auf den Boden. Legen Sie die Stirn darauf ab. Bleiben Sie mit dem Gesäß möglichst nah an den Fersen.
- Verweilen Sie einige tiefe Atemzüge in dieser Haltung.
- Einatmend drücken Sie gegen Ihre Hände, heben etwas den Kopf und richten sich mit Unterstützung der Arme auf.

Achten Sie auf einen geraden Rücken.

C-3. Kopf-zum-Knie-Haltung (*janushirshâsana*)

Diese Übung ist eine Vorbeuge im Sitz und zählt zu den klassischen Yogahaltungen.

Worauf ist zu achten?
- Beugen Sie sich aus den Hüften nach vorn, den oberen Rücken dabei nicht oder nur wenig runden.
- Sie sollten zum ausgestreckten Bein hin ausgerichtet bleiben.
- Bei jedem Anzeichen von Überlastung ist die Haltung aufzulösen und ein Ausgleich herzustellen. In diesem Fall legen Sie sich auf den Rücken, winkeln Sie die Beine an und stellen Sie die Füße nahe am Gesäß auf. Atmen Sie tief und bewusst in den Rücken und entspannen Sie in dieser Position.

- Gehen Sie bei dieser Übung besonders behutsam vor, wenn Sie Bandscheibenprobleme oder Rückenschmerzen haben.

Was bewirkt die Übung?

- Die Ausgangs- und Endposition der Stockhaltung (*dandâsana*) mit gestreckten Beinen stärkt die rumpfaufrichtende Muskulatur.
- Die Kopf-zum-Knie-Übung dehnt den Rücken und hält die Wirbelsäule elastisch.
- Die Bauchorgane werden stimuliert.
- Die Muskulatur an den Rückseiten der Beine wird gedehnt.

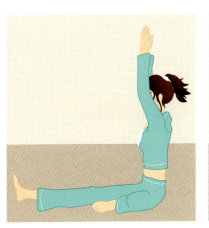
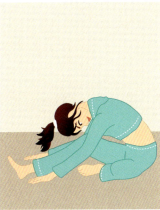

Diese Übung stimuliert die Organe im Bauchraum.

Die Übung

- Setzen Sie sich auf den Boden mit gerade nach vorn gestreckten Beinen.
- Ausatmend winkeln Sie das rechte Bein an und stellen den rechten Fuß neben den Oberschenkel des linken Beins. Anschließend führen Sie die rechte Fußsohle an den linken Oberschenkel und legen das angewinkelte, rechte Bein nach rechts ab.
- Einatmend führen Sie die Arme nach oben über den Kopf und legen die Handflächen aneinander.
- Ausatmend beugen Sie sich aus dem Hüftgelenk heraus nach vorn und legen die Hände links und rechts vom linken, ausgestreckten Bein ab.
- Verweilen Sie in dieser Haltung mehrere Atemzüge.
- Einatmend richten Sie sich aus dem Hüftgelenk heraus auf und strecken die Arme nach oben über den Kopf. Am Ende der Einatmung nehmen Sie das angewinkelte Bein wieder zurück in die Ausgangshaltung.
- Ausatmend senken Sie die Arme nach vorn und legen die Hände auf den Oberschenkeln ab.

- Wiederholen Sie die Vorbeuge zur anderen Seite, indem Sie das linke Bein anwinkeln, den Fuß neben den rechten Oberschenkel stellen, die Fußsohle dort anlegen und das angewinkelte Bein nach links ablegen.

> **TIPP** **Alternative Positionen**
>
> *Statt die Hände auf dem Boden anzulegen, können Sie die Hände auch auf dem nach vorn gestreckten Bein aufstützen. Das nach vorn gestreckte Bein kann auch angebeugt werden.*

- Spüren Sie den Bewegungen und ihren Wirkungen in einem aufrechten, für Sie bequemen Sitz nach. Schließen Sie dazu möglichst die Augen. Konzentrieren Sie sich auf die Vorgänge und Empfindungen in Ihrem Körper. Beachten Sie insbesondere alle jene Körperregionen, die während dieser Übung besonders beansprucht wurden.

C-4. Die Winkelhaltung im Sitzen (*konâsana*)

Bei dieser Winkelhaltung werden die Beine im Langsitz gegrätscht und der Oberkörper nach vorn gebeugt.

Worauf ist zu achten?
- Der Rücken ist lang und gerade.
- Die Beine bleiben gestreckt und die Füße werden über die Fersen gedehnt.

Was bewirkt die Übung?
- Die Muskulatur der Oberschenkel wird an den Innenseiten und an den Rückseiten gedehnt.
- Der Beckenboden und die Gesäßmuskulatur werden gedehnt.
- Der untere Rücken wird entlastet.
- Die Organe des kleinen Beckens wie z. B. die Blase werden entspannt.

Gibt es Alternativen?

Lassen Sie die Beine möglichst gestreckt.

Sie können die Übung auch im Liegen durchführen.
- Ausatmend ziehen Sie die Beine nacheinander an den Bauch.
- Einatmend strecken Sie die Beine in die Senkrechte und dehnen die Fersen nach oben.
- Ausatmend lassen Sie die Beine aus dieser Haltung heraus nach links und rechts in die Grätsche sinken.

- Verweilen Sie in dieser Haltung sechs (oder mehr) tiefe Atemzüge lang.
- Einatmend führen Sie die Beine wieder zusammen.
- Ausatmend stellen Sie die Beine nacheinander auf und spüren Sie nach.

Die Übung

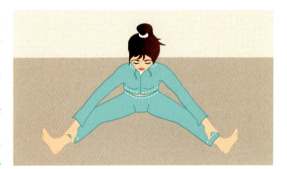

- Setzen Sie sich gerade auf den Boden, die Beine nach vorn gestreckt.
- Ausatmend grätschen Sie die Beine.
- Einatmend heben Sie die Arme nach vorn und nach oben.
- Ausatmend beugen Sie den Oberkörper aus den Hüften heraus nach vorn. Legen Sie die Hände vor sich auf den Boden.
- Einatmend richten Sie sich aus dem Hüftgelenk heraus wieder auf und strecken die Arme nach oben.
- Ausatmend senken Sie die Arme seitwärts ab.
- Spüren Sie abschließend den Bewegungen und ihren Wirkungen nach. Schließen Sie dabei möglichst die Augen. Konzentrieren Sie sich auf die Vorgänge und Empfindungen in Ihrem Körper. Beachten Sie insbesondere jene Körperregionen, die während der Übung besonders beansprucht wurden.

Variation

- Wenn Sie sich ausatmend nach vorn beugen, umfassen Sie mit den Händen von oben das jeweilige Fußgelenk. Beugen Sie sich aus dem Hüftgelenk heraus mit aufrechtem Rücken nach vorn zwischen die geöffneten Beine.
- Verweilen Sie in dieser Haltung mehrere tiefe Atemzüge lang.
- Ziehen Sie bei jedem Einatmen den Oberkörper mit Unterstützung der Arme etwas nach vorn, mit jeder Ausatmung entspannen Sie in der Haltung.
- Einatmend richten Sie sich aus dem Hüftgelenk heraus auf und führen die Arme nach oben über den Kopf.

Diese Variation ist auch für Einsteiger geeignet.

- Ausatmend senken Sie die Arme seitwärts ab.
- Spüren Sie den Bewegungen und ihren Wirkungen nach. Schließen Sie dazu möglichst die Augen. Konzentrieren Sie sich auf die Vorgänge und Empfindungen in Ihrem Körper. Beachten Sie insbesondere jene Körperregionen, die während dieser Übung besonders beansprucht wurden.

C-5. Beine heben, Beine senken
(Beinstreckung senkrecht nach oben)

Aus der Rückenlage wird abwechselnd ein Bein nach oben gestreckt.

Worauf ist zu achten?
- Der untere Rücken sollte sich an den Boden anschmiegen.
- Der Nacken bleibt lang und ohne Spannung.
- Beide Seiten sind gleich oft und gleich stark zu dehnen.

Was bewirkt die Übung?
- Die Rückseiten der Beine werden gedehnt.
- Das nach oben gestreckte Bein wird durch die Umkehrposition entlastet.

TIPP Mit den Händen unterstützen

Sollten Sie mit dem Heben und Halten des Beins aus eigener Kraft überfordert sein, können Sie auch Ihre Hände zu Hilfe nehmen: Umfassen Sie den Oberschenkel des zu hebenden Beins und unterstützen Sie das Heben und Strecken des jeweiligen Beines.

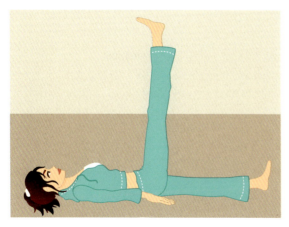

Die Übung
- Legen Sie sich auf den Rücken und nehmen Sie Ihren Atemrhythmus wahr.
- Einatmend winkeln Sie das rechte Bein an, der rechte Fuß sollte sich am linken Kniegelenk befinden.
- Ausatmend lösen Sie den Fuß vom Boden und ziehen das angewinkelte rechte Bein zum Bauch.

- Einatmend heben Sie das rechte Bein an und strecken es gerade nach oben.
- Halten Sie diese Position mehrere Atemzüge und strecken Sie dabei die Ferse nach oben, den Fußballen und die Zehen ziehen Sie nach unten.
- Ausatmend senken Sie das Bein ab.
- Fühlen sich beide Beine gleich lang und gleich schwer an?
- Beim zweiten Durchgang winkeln Sie das linke Bein an, der Fuß sollte sich auf Höhe des rechten Kniegelenks befinden.
- Ausatmend lösen Sie den Fuß vom Boden und ziehen das angewinkelte Bein an den Bauch.

TIPP

Für Profis

Sollten Sie unterfordert sein, können Sie in einem zweiten Durchgang beide Beine nach oben strecken. Heben und senken Sie die Beine dennoch nacheinander, während der untere Rücken in Kontakt mit dem Boden bleibt.

- Einatmend heben Sie das linke Bein an und strecken es gerade nach oben.
- Halten Sie diese Position mehrere Atemzüge lang, und strecken Sie dabei die Ferse nach oben, den Fußballen und die Zehen ziehen Sie nach unten.
- Ausatmend senken Sie das linke Bein.
- Vergleichen Sie beide Seiten.
- Fühlen sich beide Beine gleich lang und gleich schwer an?
- Spüren Sie nach.

C-6. Die Kobra (*bhujangâsana*)

Gleich einer Schlange, die sich drohend aufrichtet, wird der Oberkörper aus der Bauchlage heraus aufgerichtet. Auf die Bewegung der Wirbelsäule bezogen ist dies eine Rückbeuge und eine klassische Yogaposition.

Worauf ist zu achten?
- Vor der Aufrichtung ist die Beckenbodenmuskulatur zu kontrahieren.
- Insbesondere im Bereich der Brustwirbelsäule sollten Sie sich rückwärts beugen und weniger im Lendenwirbelbereich.
- Der Nacken ist lang zu lassen. Schauen Sie während der Übung vor sich auf den Boden oder nach vorn, jedoch keinesfalls nach oben.

Die „Kobra" gehört zu den klassischen Yogaübungen.

- Die Aufrichtung darf nicht durch Ihre Armkraft, sondern muss durch die Muskulatur des Rückens geschehen.

Was bewirkt die Übung?
- Die Vorderseite des Körpers wird gedehnt.
- Die rumpfaufrichtende Muskulatur wird gekräftigt.
- Die Atmung wird vertieft.
- Die Verdauung wird angeregt.
- Tendenziell ist die Übung anregend und vitalisierend.

Diese Übung wirkt kräftigend und vitalisierend.

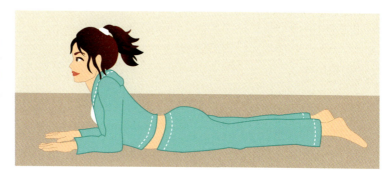

Die Übung
- Kommen Sie in die Bauchlage: Die Stirn berührt den Boden. Die Arme sind angewinkelt und nah am Körper, die Hände liegen links und rechts vom Kopf.
- Strecken Sie die Arme weiter nach vorn, bis die Oberarme eine Linie bilden.
- Einatmend richten Sie den Oberkörper auf und nehmen die Arme so weit zurück, dass sich die Ellenbogen in Schulterhöhe befinden.
- Halten Sie die Position einige tiefe Atemzüge.
- Ausatmend senken Sie den Kopf, bringen die Stirn zum Boden.
- Einatmend winkeln Sie die Arme an und bringen die Hände neben die Schultern.
- Ausatmend entspannen Sie die Schultern.
- Einatmend üben Sie Druck auf die Hände aus und richten Sie sich in den Vierfüßlerstand auf, von dort kommen Sie in den Fersensitz.
- Spüren Sie der Übung und ihren Wirkungen nach. Schließen Sie möglichst die Augen. Konzentrieren Sie sich auf die Vorgänge im Körper. Beachten Sie insbesondere jene Körperregionen, die während des Übens besonders beansprucht wurden.
- Wiederholen Sie die Übung, und versuchen Sie, mit jeder Wiederholung länger in dieser Haltung zu verweilen.

C-7. Die Knie an die Brust (*apanâsana*)

Eine Dehnübung in der Rückenlage, die sowohl statisch als auch dynamisch geübt werden kann.

Worauf ist zu achten?
- Der untere Rücken bleibt am Boden.
- Im Nacken und in den Schultern sollten Sie entspannt bleiben.
- Atmen Sie tief und gleichmäßig.

Was bewirkt die Übung?
- Der wechselnde Druck auf den Bauchraum regt die Verdauung an und massiert die Organe des Bauchraumes.
- Die Leisten werden gedehnt und Rückenschmerzen gelindert oder vermieden.

TIPP

Alternative Ausführung

Ziehen Sie das angewinkelte Bein jeweils aus eigener Kraft an den Bauch, ohne Zuhilfenahme der Hände. Lassen Sie diese entspannt neben dem Körper. Nehmen Sie beide Beine nacheinander zum Bauch und halten Sie dort beide Beine.

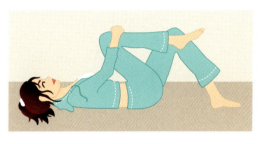

Die Übung
- Einatmend stellen Sie beide Beine angewinkelt und hüftbreit auseinander vor dem Gesäß auf.
- Ausatmend schmiegen Sie den unteren Rücken an den Boden.
- Einatmend heben Sie das rechte Bein, umfassen es mit beiden Händen.
- Ausatmend ziehen Sie das angewinkelte Bein sanft an den Bauch.
- Einatmend strecken Sie beide Arme, lösen die Hände vom Knie und legen diese neben dem Körper ab.
- Ausatmend stellen Sie das rechte Bein wieder vor dem Gesäß auf.
- Spüren Sie den Bewegungen und ihren Wirkungen nach. Schließen Sie möglichst die Augen. Konzentrieren Sie sich auf die Vorgänge und Empfindungen in Ihrem Körper. Beachten Sie insbesondere jene Körperregionen, die während des Übens besonders beansprucht wurden.
- Wiederholen Sie diese Übung beginnend von der Ausgangsposition auch mit dem linken Bein.

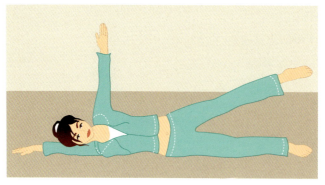

C-8. Der Seitstütz

Aus der Seitlage heraus wird jeweils ein Bein angehoben. Wenn das Bein bis in die Senkrechte kommt, handelt es sich um die klassische Yogahaltung *anantâsana*, die hier beschriebene Variante ist eine Vorstufe davon bzw. eine Vorbereitung dazu.

Worauf ist zu achten?
- Ihr Körper bildet in der Seitlage eine Linie und das Becken weicht nicht nach hinten aus.
- Die Beine sind gerade und gestreckt zu halten.

Was bringt die Übung?
- Die äußere Hüft- und die innere Oberschenkelmuskulatur werden gekräftigt.
- Der Gleichgewichtssinn wird verbessert und der Geist beruhigt.

Die Übung
- Legen Sie sich auf die rechte Seite, das linke Bein liegt exakt über dem rechten Bein.
- Der rechte Arm ist in Verlängerung des Körpers ausgestreckt, Ihr Kopf ruht auf dem Oberarm.
- Der linke Arm ruht ausgestreckt auf dem Oberschenkel.
- Einatmend heben Sie das linke Bein etwas an und den linken Arm in die Senkrechte.
- Halten Sie das Bein und den Arm mehrere Atemzüge lang, atmen Sie tief in den Bauch, achten Sie auf eine vollständige Ausatmung.
- Ausatmend senken Sie das linke Bein und den linken Arm.
- Wechseln Sie die Seite.
- Legen Sie sich auf die linke Seite, das rechte Bein liegt exakt über dem linken Bein. Der linke Arm ist in Verlängerung des Körpers ausgestreckt, Ihr Kopf ruht auf dem Oberarm.
- Der rechte Arm ruht ausgestreckt auf dem Oberschenkel.
- Einatmend heben Sie das rechte Bein etwas an und den rechten Arm in die Senkrechte.
- Halten Sie das Bein und den Arm mehrere Atemzüge lang, atmen Sie tief in den Bauch, achten Sie auf eine vollständige Ausatmung.

Achten Sie auf eine gestreckte Beinhaltung.

Praxisteil C – Statische Übungen für den Abend

- Ausatmend senken Sie das rechte Bein und den rechten Arm.
- Wenn Sie von der Übung angetan sind, wiederholen Sie diese einmal auf der rechten Seite und dann auf der linken Seite.
- Spüren Sie nach. Vergleichen Sie die beiden Seiten: Bemerken Sie Unterschiede? Worin bestehen diese?

> **TIPP**
>
> **Varianten**
>
> *Anstatt den Kopf auf den Oberarm zu legen, können Sie auch den Arm anwinkeln und den Kopf mit der Hand stützen. Neben der statischen Übungsweise mit dem Halten des Beines über mehrere Atemzüge ist es auch möglich, die Bewegung dynamisch zu üben, indem Sie das Bein jeweils einatmend heben und ausatmend bewusst langsam senken. Zur Stabilisierung der Haltung kann das untere Bein gebeugt werden. Dabei sollte sich der Unterschenkel etwa im rechten Winkel zur Körperachse befinden.*

C-9. Die Fötushaltung (*garbhâsana*)

Diese Übung ist eine Vorbeuge aus dem Fersensitz heraus, die Sinne werden von der Außenwelt abgezogen und die Wahrnehmung richtet sich nach innen.

Worauf ist zu achten?
- Achten Sie darauf, dass Ihre Schultern entspannt bleiben.
- Finden Sie eine Position für die Arme, die ein bequemes Ablegen des Kopfes ermöglicht und die Entspannung für die Schultern bietet.

Was bewirkt die Übung?
- Körper und Geist kommen zur Ruhe.
- Längeres Verweilen entspannt und hilft abzuschalten; das Nervensystem wird beruhigt.
- Die Rückseite des Körpers wird entspannt.
- Die Organe im Kopfbereich werden besser durchblutet.
- Die Verdauung wird angeregt.

Mit dieser Übungen entspannen Sie Körper und Geist.

Die Übung
- Kommen Sie in den Fersensitz. Öffnen Sie die Beine hüftbreit.
- Einatmend heben Sie die Arme über den Kopf.
- Ausatmend beugen Sie den Oberkörper aus dem Hüftgelenk heraus nach vorn. Die Stirn berührt den Boden, die Hände und Unterarme ebenfalls. Das Gesäß bleibt auf den Fersen.

Yoga-Übungen für Einsteiger

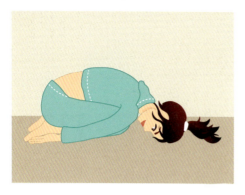 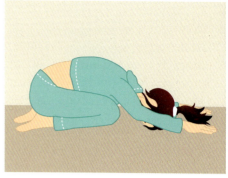

- Einatmend führen Sie die Arme in einem weiten Bogen nach hinten und legen sie bequem neben dem Körper ab.
- Bleiben Sie in dieser Haltung mehrere Atemzüge. Geben Sie mit jeder Ausatmung Spannungen an den Boden ab.
- Einatmend führen Sie die Arme in einem weiten Bogen nach vorn.
- Ausatmend lassen Sie Arme und Schultern bewusst sinken.
- Einatmend heben Sie mit langem Nacken etwas den Kopf und dann den ganzen Oberkörper.
- Bringen Sie die Knie wieder zusammen und verweilen Sie einige Atemzüge im Fersensitz.
- Spüren Sie der Haltung und ihren Wirkungen nach. Schließen Sie möglichst die Augen. Konzentrieren Sie sich auf die Vorgänge und Empfindungen in Ihrem Körper. Beachten Sie insbesondere jene Körperregionen, die während dieser Übung besonders beansprucht wurden.

TIPP Mit Hocker oder Stuhl

Die Übung lässt sich auch auf einem Hocker oder Stuhl durchführen: Setzen Sie sich auf die vordere Kante, beugen Sie sich wie in der Übung beschrieben nach vorn bis der Bauch die Oberschenkel berührt und lassen Sie die Arme locker neben den Beinen hängen oder führen Sie die Arme nach hinten und umfassen Sie mit der linken Hand das rechte Handgelenk.

C-10. Schmetterling im Liegen

Man nennt diese Übung „Geschlossene Winkelhaltung" (*baddha konâsana*) oder auch „Schmetterling". Diese Bezeichnung ist besonders dann sehr treffend, wenn dynamisch geübt wird.

Praxisteil C – Statische Übungen für den Abend

TIPP

Schmetterling im Sitzen

Sie können diese Übung auch in einem aufrechten Sitz durchführen. Ziehen Sie die aneinanderliegenden Füße dicht an den Leib und umfassen Sie dann die Füße oder die Fußgelenke. Wenn Sie sich mit dem Rücken dicht an eine Wand setzen, können Sie längere Zeit in der Haltung verweilen. Hilfreich ist es in dieser Sitzvariante auch, sich unter das Gesäß und unter die Fersen eine mehrfach gefaltete Decke zu legen.

Worauf ist zu achten?
- Der untere Rücken bleibt am Boden und der Nacken ist lang.
- Die Fußsohlen sollten während der Dehnbewegungen der Beine aneinander bleiben.

Was bewirkt die Übung?
- Die Muskulatur an der Innenseite der Oberschenkel wird gedehnt.
- Der Beckenboden sowie die Bänder an der Vorderseite der Hüftgelenke werden gedehnt.
- Der untere Rücken wird entlastet und die Beckenaufrichtung verbessert.

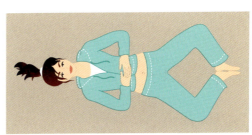

Die Übung
- Legen Sie sich auf den Rücken und stellen Sie die Beine angewinkelt vor dem Gesäß auf.
- Einatmend öffnen Sie die angewinkelten Beine und legen die Fußsohlen aneinander.
- Ausatmend lassen Sie die Schwerkraft auf Ihre Beine wirken, sodass sich diese weiter öffnen.
- Einatmend ziehen Sie die Gesäßmuskulatur zusammen und heben das Becken.
- Halten Sie diese Position mehrere Atemzüge lang.
- Ausatmend senken Sie das Becken und schmiegen Gesäß und den unteren Rücken an den Boden.
- Halten Sie diese Position mehrere Atemzüge lang.
- Sobald Sie ermüden oder sich in dieser Haltung unbehaglich fühlen, führen Sie die Beine einatmend zusammen.
- Ausatmend lassen Sie die Beine ausgleiten.
- Spüren Sie eine Veränderung im Körper? Wo genau spüren Sie etwas?

> **TIPP** Dynamische Version
>
> *Neben der statischen Variante, die oben beschrieben wird, können Sie auch dynamisch üben, indem Sie mit jedem Ausatmen die Beine nach außen sinken lassen und sie mit jedem Einatmen zusammenführen und aufrichten.*

C-11. Friedvolles Krokodil (*shanti mákarâsana*)

Diese Haltung ist eine Drehung der Wirbelsäule aus der Rückenlage. Die Bezeichnung „Krokodil" bringt die Besonderheit in der Bewegung dieser Tiere zum Ausdruck.

Worauf ist zu achten?

- Der untere Rücken bleibt lang, dies können Sie erreichen, indem Sie die Beine möglichst nahe an den Bauch ziehen.
- Die Schultern sollten entspannt bleiben, wenn Sie die Arme in Schulterhöhe ausbreiten. Variieren Sie ggf. die Position der ausgebreiteten Arme, indem Sie diese weiter nach unten bewegen.

Was bewirkt die Übung?

- Die Muskulatur im Lendenbereich sowie die Brustmuskulatur werden gedehnt.
- Die Verdauung wird angeregt.
- Die Atmung wird angeregt und vertieft.
- Der untere Rücken wird entspannt.

Die Übung

- Legen Sie sich auf den Rücken und stellen Sie die Beine angewinkelt vor dem Gesäß auf.
- Einatmend ziehen Sie beide Beine zum Körper.

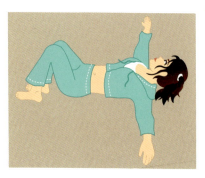

- Ausatmend breiten Sie beide Arme in Schulterhöhe zu den Seiten aus, die Handflächen zeigen nach oben.
- Einatmend drehen Sie den Kopf zur rechten Seite.
- Ausatmend bewegen Sie die angewinkelten Beine nach links.
- Halten Sie diese Position einige Atemzüge lang.
- Einatmend führen Sie die Beine und den Kopf wieder zurück in die Achse des Körpers.

Yoga für Kinder

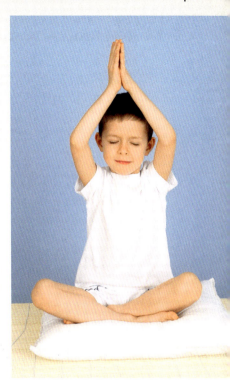

Für Yoga gibt es keine Altersbeschränkung. Bereits Kinder können Yoga praktizieren. Es gibt Baby-Yoga, Yoga für Kleinkinder und für Schulkinder. Eine eigenständige Ausführung ist ab einem Alter von ungefähr drei Jahren möglich. Spielerisch entdecken die Kleinen die Welt des Yoga und können – natürlich ihrem Alter und ihren körperlichen Fähigkeiten entsprechend – viele Übungen bereits früh erlernen.

Positiver Einfluss auf die körperliche Entwicklung
Yoga fördert die körperliche Entwicklung des Kindes. Viele Übungen stärken die Wirbelsäule und sorgen für eine aufrechte Haltung. Dies vermeidet und korrigiert Haltungsschäden. Durch regelmäßige Praxis werden die Motorik und das Koordinationsvermögen des Kindes geschult. Außerdem hat Yoga eine ausgleichende Wirkung auf den gesamten kindlichen Organismus und kann dabei helfen, Erkrankungen wie Migräne oder Neurodermitis zu mildern.

Positiver Einfluss auf die geistige Entwicklung
Auch auf die kindliche Psyche und die Persönlichkeitsentfaltung wirkt sich Yoga positiv aus. Das Selbstbewusstsein wird gestärkt – Übungen wie etwa der „Kämpfer" (s. S. 47 ff.) können unsicheren und schüchternen Kindern helfen. Die entspannende Wirkung statischer Yoga-Übungen, wie sie im Praxisteil C (s. ab S. 75) dieses Buches aufgeführt sind, hat sich bei Hyperaktivität und dem „Zappelphilipp"-Syndrom (ADS/ADHS) bewährt. Viele Übungen, z. B. die „sich (diagonal) streckende Katze" (s. S. 73 f.), tragen zur Verbesserung der Konzentrationsfähigkeit bei, was sich positiv auf die schulischen Leistungen auswirken kann.

Yoga kann zu einem gestärkten Selbstbewusstsein verhelfen.

Stärkung der sozialen Fähigkeiten
Yoga vermittelt – direkt und indirekt – eine respektvolle Haltung gegenüber der Welt und den Mitmenschen. Zu den Grundregeln des Yoga gehört beispielsweise ein friedvolles Auftreten gegenüber Menschen, Tieren und Gegenständen. Dazu zählt auch, andere Personen so zu akzeptieren, wie sie sind. Kinder, die Yoga erlernen, bekommen diese Grundhaltung automatisch vermittelt und profitieren davon im Umgang mit ihrem sozialen Umfeld.

TIPP — Tipps für Einsteiger

Möglich ist auch, ein Bein gestreckt zu lassen und jeweils nur ein Bein angewinkelt aufzustellen und auf die Seite des gestreckten Beines zu Boden sinken zu lassen. Hilfreich ist es, neben das Becken eine zusammengefaltete Decke oder ein Kissen zu legen. Am Ende der Drehung können Sie das angewinkelte Bein darauf sinken lassen.

- Ausatmend strecken Sie die Beine aus und führen die Arme zurück an den Körper.
- Wiederholen Sie die Übung zur anderen Seite.
- Einatmend drehen Sie den Kopf zur linken Seite.
- Ausatmend bewegen Sie die angewinkelten Beine nach rechts.
- Halten Sie diese Position einige Atemzüge.
- Einatmend führen Sie die Beine und den Kopf zurück in die Achse des Körpers.
- Ausatmend führen Sie die ausgebreiteten Arme zurück zum Körper.
- Entspannen Sie und spüren Sie nach. Schließen Sie dazu möglichst die Augen. Konzentrieren Sie sich auf die Vorgänge und Empfindungen in Ihrem Körper. Beachten Sie insbesondere jene Körperregionen, die während des Übens besonders beansprucht wurden.

C-12. Die Totenstellung (*shavâsana*)

Ein klassisches *âsana*. Auch wenn es sehr simpel aussieht, ist es in der Ausführung eine der schwierigsten Übungen überhaupt, insbesondere für Einsteiger. Die kleinen „Schnarchkonzerte" am Ende der Yogaklassen während der Endentspannung belegen dies.

Auch wenn es nicht den Anschein hat, die „Totenstellung" ist sehr anspruchsvoll.

Völlig reglos zu liegen und die Aktivitäten des Körpers zur Ruhe zu bringen, ist ein Teilaspekt dieser Haltung und zugleich eine Voraussetzung für eine umfassende Entspannung. Ein zweiter Aspekt ist, den Geist zugleich wachzuhalten und dennoch zur Ruhe kommen zu lassen. Doch zunächst, wenn der Körper wirklich zur Ruhe gekommen ist und entspannt, werden sich verschiedenste Gedanken und Assoziationen, Meinungen und Empfindungen mit besonderer Intensität bemerkbar machen. Erst nachdem diese Phase überwunden ist, kommt es zu einer tiefen Entspannung, die Körper und Geist umfasst.

Worauf ist zu achten?

- Der Körper darf nicht auskühlen. Wenn Sie sich mit einer Decke zudecken, können Sie das Auskühlen verhindern.

- Der Nacken sollte lang bleiben. Falls dies Schwierigkeiten bereitet, legen Sie ein Kissen als Stütze unter den Kopf.
- Der gesamte Körper ist in der Rückenlage symmetrisch ausgerichtet.

Was bewirkt die Übung?
- Körper und Geist kommen zur Ruhe und regenerieren.
- Das Realisieren verschiedenster Gedankenströme wie z. B. Erinnerungen, Wünschen oder Enttäuschungen, aber auch Pläne, Meinungen und Kommentare.
- Die Erkenntnis, dass sich diese Denkstrukturen durchschauen (transzendieren) und auflösen lassen.
- Erholung und Erfrischung wie nach einem mehrstündigen Schlaf.

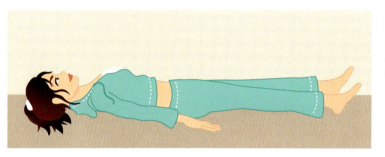

Lassen Sie Ihre Gedanken fließen.

Die Übung
- Legen Sie sich auf den Rücken. Die Beine leicht geöffnet, die Arme neben dem Körper, die Handflächen nach oben.
- Einatmend ballen Sie die Hände zu Fäusten und heben Arme und Beine wenige Zentimeter vom Boden und spannen diese kräftig an.
- Ausatmend lassen Sie Arme und Beine zu Boden fallen und entspannen diese.
- Einatmend ziehen Sie sämtliche Gesichtsmuskeln zusammen, d. h. Sie kneifen die Augen zu, pressen die Lippen aufeinander und rümpfen die Nase.
- Ausatmend entspannen Sie Ihr Gesicht, öffnen Augen und Mund.
- Schließen Sie die Augen. Bewegen Sie den Kopf nach links und rechts und richten Sie ihn dann mit langem Nacken in der Mitte aus.
- Schmiegen Sie die Schultern an den Boden und bewegen Sie diese nach unten (Richtung Füße) und nach außen.
- Nehmen Sie Ihren inneren Raum wahr: Das Ausdehnen und Zusammenziehen der Lunge während des Ein- und Ausatmens, den Herzschlag, das Pulsieren des Blutes im Körper, die Vorgänge in den Verdauungsorganen.

- Wandern Sie in Gedanken durch Ihren Körper. Beginnen Sie bei den Füßen. Mit jeder Ausatmung sagen Sie im Stillen „Meine Füße entspannen." Wiederholen Sie dies und bleiben Sie mit dem Bewusstsein bei den Füßen.
- Lenken Sie die Aufmerksamkeit zu den Unterschenkeln und suggerieren Sie mit der Ausatmung, dass Ihre Unterschenkel entspannen. Bleiben Sie für einige Momente mit dem Bewusstsein bei den Unterschenkeln. Lenken Sie die Aufmerksamkeit zu den Knien.

> **TIPP** **Variieren ist möglich**
>
> *Sie können in der Rückenlage die Beine angewinkelt aufstellen und die Hände auf den Bauch oder die linke Hand auf das Herz und die rechte Hand auf den Bauch legen. In der Bauchlage können Sie auch ein Bein beugen, sodass der Oberschenkel im rechten Winkel zum gestreckten Bein liegt. Winkeln Sie auf der gleichen Seite den Arm an und legen Sie auch diesen im rechten Winkel zum gestreckten Arm. Auf diesen legen Sie Ihren Kopf ab.*

- Setzen Sie dieses bewusste Entspannen sämtlicher Körperregionen bis zur Schädeldecke fort. Entspannen Sie auf gleiche Weise das Gehirn, die Nasenhöhle, die Lungenflügel, sowie das Herz, die Leber, die Nieren und den Darmbereich. Zuletzt entspannen Sie den gesamten Körper.
- Spüren Sie die Schwere Ihres Körpers?
- Spüren Sie die Wärme Ihres Körpers?
- Spüren Sie den Zustand zwischen Wachsein und Schlaf?
- Bleiben Sie einige Minuten in dieser Entspannung.
- Um diese Entspannung aufzulösen, beginnen Sie, die Atmung zu vertiefen und Ihre Gliedmaßen langsam zu bewegen.
- Setzen Sie die Bewegungen fort. Rekeln und strecken Sie sich. Öffnen Sie die Augen. Drehen Sie sich auf die rechte Seite und verweilen Sie in dieser Lage einen Augenblick. Richten Sie sich dann einatmend in eine Sitzhaltung auf.
- Spüren Sie in einem aufrechten Sitz nach. Legen Sie die Handflächen vor der Brust zusammen. Nehmen Sie wahr, was Sie während der Yogaübungen feststellten und was sich durch das Praktizieren von Yoga für Sie verändert hat bzw. ändern könnte, wenn Sie weiter üben.
- Erheben Sie sich einatmend, sobald Ihr Kreislauf sich auf die neue Situation eingestellt hat.

Konzentrieren Sie sich auf die Empfindungen in Ihrem Körper.

Register

Ahimsâ 16, 33
âsana 10, 11, 15 ff., 20, 24, 32 f., 37 f., 45, 67, 92
Ashtânga-Vinyasa-Yoga 14, 23
Atmung, yogische 19, 35 f.
Ausdehnung 33
âyurveda 16

Balance 32, 40, 55, 63 ff.
Baum 19, 40, 63, 65, 67
Bhagavad Gîtâ 13, 16
Bhakti-Yoga 13, 16
bhoga 16
Bikram-Yoga 14

Cakra 16, 20

Dhârana 17
dhyâna 17
Drehung 33, 43, 45, 90, 92
Dreieckshaltung 45

Energy-Cookies 27
Entspannung 7, 12, 15, 22, 25, 33, 40, 55, 75, 87, 92, 94
Ernährung 11, 15, 26 f.
Extension → Ausdehung

Fersensitz 10, 54, 58, 61, 77 f., 78, 84, 87 f.
Fötushaltung 87

Gewaltlosigkeit 16, 26, 33
Gleichgewicht 32, 38, 46, 63 ff.
Grußhaltung 32, 36, 42, 45, 49, 58 f., 61, 72, 76 f.
Gruß, indischer → Grußhaltung

Halswirbelsäule 46
Hatha-Yoga 10 ff., 13 ff., 26, 28
Hindernisse 10, 17, 30
Hocke 42 f., 59, 72 f., 88

Intension → Zusammenziehen
Induskultur 8, 17
Iyengar-Yoga 15, 23

Jnana-Yoga 17
Jala-Netî 28
Jihvá Dhauti 28 f.

Kamel 60
Kämpfer 47 ff., 91
Karma-Yoga 13, 17
Katze 19, 53, 56 ff., 73, 91
klesha 10, 17, 30
Kobra 70, 83
Konzentration 7 f., 11, 17, 19, 38, 40, 63 f., 66 f., 69, 74, 77, 91
Kopf-zum-Knie-Haltung 78 ff.
koshas 17
Krokodil 70, 90
kundalinî 11, 15, 17

Lehrer 12, 15 ff., 20, 23 ff., 32, 40
Lotossitz 10, 33, 75

Mantra 13, 15 ff., 23
Meditation 7, 9, 11, 14, 16 ff., 23, 55, 75 ff.
Mondgruß 58

Nada-Yoga 13
Namasté 36

Patanjali 6, 9 f., 14, 16, 18, 20, 26
Power-Yoga 14
prâna 18

Reinigungstechnik 11, 17, 28
Rigveda 9, 20
Rückbeuge 33, 60 f., 83

Samadhi 11, 18
Samithâs 8
Sanskritbegriff 6, 16 ff.
Schmetterling 19, 70, 88 ff.
Schneidersitz 10, 75 ff.
Seitbeuge 33, 43
Seitstütz 86
Sitzhaltung 16, 33, 75, 77, 94
Sivananda-Yoga 15, 23
Sonnengruß 36, 38, 58

Register

Standhaltung 15, 33, 38, 45, 49, 51
Stand-Waage 40, 69
Stress 7, 12, 30, 32, 55
Tantra-Yoga 13
Totenstellung 92 ff.

Uebungszeit 26
Umkehrhaltung 33
Upanishaden 9, 20

Veda 7, 20
Vini-Yoga 15 f., 23
Vorbeuge 33, 38, 41 f., 78, 80, 87

Winkelhaltung 80, 88
Wirbelsäule 10, 16, 19, 33 f., 37, 39, 41 ff.

Yoga der Energie 16, 23
Yogakleidung 25
Yogalehrer → Lehrer
Yogastile 16, 23, 29, 55
Yoga-Sûtra 9 f., 14, 17 ff., 26
Yogi 8 ff., 17, 20, 28
Yogin → *Yogi*
Yoginî 20

Zusammenziehen 33, 93

Bildnachweis

Wir bedanken uns bei allen Bildlieferanten, die uns durch die Bereitstellung von Abbildungen freundlicherweise unterstützt haben.

djd/deutsche journalisten dienste: djd/Gesellschaft für Vitalpilzkunde e.V. 28
fotolia.com: pressmaster 6; Claus Mikosch 8; Nimbus 9; dean 13, dgrilla 14; iophoto 16; hartphotography 18; Dmitrievea Daria 19; Vania (Hintergrundgrafik) 19, 40, 55, 70, 91; vision images 20; Monika Adamczyk 27, 91; Esther Hildebrandt 29, 70; Kzenon 33; Danel 40
iStockphoto.com: iophoto 22
mauritius images: 5, 31
Oppenauer, Doris: Übungsillustrationen
polylooks.de: DeeFoto 21; iophoto 25, 30; Zoonar 55